小児期発症慢性疾患患者に寄りそう

希望の移行期医療

生田陽二
IKUTA YOJI

幻冬舎MC

小児期発症慢性疾患患者に寄りそう

希望の移行期医療

はじめに

１９９０年代まで、小児期発症神経疾患患者の多くは成人に達するまで生存することができませんでした。しかし新生児医療や小児集中治療、在宅医療などの目覚ましい進歩により、現在では思春期さらには成人期以降まで長く生きられるようになりました。

その一方で成人期まで継続した診療が必要となる小児期発症神経疾患の場合、一般的に成人期医療へ移行する15歳を過ぎても医療体制が整っていないために円滑な移行ができず、患者が行き場をなくした状態に陥ってしまうケースが急増しています。

特にてんかんなどの小児神経分野の患者の多くは生涯にわたっての服薬や生活に対する支援が必要になりますが、成人診療科の医師は小児期発症の神経疾患は専門外で診療に消極的なケースが多く、成人診療科に移行したくても、適切な受け皿がほとんどないというのが実情です。そのため成人後も小児科医が診療を続けている例も多いのですが、小児科医は成人後の就職、結婚、妊娠・出産といったライフステージに応じた支援や、生活習慣病などの成人期発症の疾患についての知識が乏しく、必要な医療や支援に結びついていない事例があとを絶ちません。

小児科でも成人診療科でも診てもらえず、結果的に医療の狭間に取り残されて不利益を被っているのが移行期の患者たちです。年齢や生活に見合った適切な医療を受けられないがために、就職や妊娠・出産等が制限されることもありますし、てんかん患者や医療的ケア児は適切な医学的管理がなされていないと命の危険にさらされる場合もあります。適切な移行支援が受けられないということは単に医療上の課題というだけでなく、患者の人生や命に関わる重大な問題でもあるのです。

私は、東京都でてんかんと小児神経疾患の専門クリニックを開業している小児神経科医です。勤務医時代、大人になってからも通い続けられる医療機関がなかなか見つからないと不安を覚えている患者やその家族が多いことに気づき、移行期医療の問題解決のために何か自分にできることはないかと考えるようになりました。

当初は勤務していた病院内での小児科と成人診療科の連携を模索していましたが、病院特有の縦割り構造などもあり、機能的な移行期医療の実現は難しいと判断した私は、結果的に病院を離れ、開業することを決意したのです。

私が考える小児神経疾患の移行期医療の一つのあり方は、小児神経疾患の診療を専門とする小児神経科医による専門クリニックと、病院の成人診療科が連携して患者の診療に当たる「病診連携」というスタイルです。

私のような小児神経疾患を専門とするクリニックの医師が病院から移行期の患者を診療所で引き受け、小児期発症の神経疾患についての診療を継続して行うとともに、検査や入院などは必要に応じて病院の成人の専門診療科と連携することで、スムーズな移行が可能になります。また成人になって発症する生活習慣病やがんなどの成人疾患も、やはり病院や他施設の成人診療科と連携して対応することで、診療所や病院の医師がそれぞれ自分の専門を活かしつつ、安心して診療に当たることができます。従来のように総合診療医である小児科主治医が患者を一人で診続けるのではなく、基礎疾患の専門診療科としての小児神経科と関係する成人診療科の医師がチームで患者を支えていくシステムを築くことで、小児期から成人期にかけての切れ目のない包括的な患者支援につながっていくのです。

私が実践してきた取り組みを多くの医療関係者、患者やその家族に知ってもらいたいと考え、本書の執筆に至りました。本書では小児期から成人期への移行期医療の実情を伝えつつ、どうすれば患者を移行期医療の狭間から救い出すことができるのか、そのために必要な支援体制をどのように築いていけばよいか、医師側だけでなく患者・家族側が取り組むべき対策についても解説します。

本書の内容をきっかけに、さらなる移行期医療の充実のために医療者や関係者間で議論を深めていくことができれば、著者としてこのうえない喜びです。

目次

第2章

なぜ患者たちは医療の狭間に取り残されてしまうのか 移行期医療の問題点

第3章 小児期と成人期の医師たちがチームで患者を支える「病診連携」のあり方

第4章

知的障害・身体障害の有無によって異なる患者に合わせた移行期医療

第5章 病診連携によって移行期を乗り越えた患者たち

第6章 小児期発症慢性疾患患者が、成人後も適切な医療を受け続けられる社会へ

第 1 章

小児期発症慢性疾患患者が陥る「医療の狭間」とは

移行期医療とは、小児慢性疾患のＳＤＧｓ

移行期医療とは、小児期に発症した慢性疾患の患者が、成人期医療へと移り変わる時期に実践される医療のことです。しかしその医療体制が今、崩壊の危機を迎えているのです。そもそも小児期発症慢性疾患の診療を行う、小児科を標榜する医療機関は減少傾向にあり、新たに小児科医を目指そうという医師もなかなか増えてくれません。小児医療は確実に進歩しているにもかかわらず、実際の診療に携わる医療機関と医師が不足しているのです。

１９８０年頃までは小児期発症の慢性疾患患者は残念ながら長く生きられず、成人を迎えることができない患者も少なくない時代でした。しかし80年代以降、小児医療技術の進歩や高度化により小児期発症の慢性疾患をもちながら成人に達する患者が世界的に急増するようになりました。米国のデータでは患者の90％が成人期を迎えるようになっています(Journal of Adolescent Health. Transition to adult health care: Setting the stage)。

日本も同じような傾向で、小児期発症の慢性疾患のうち国が指定する小児慢性特定疾患の患者だけに限っても、20歳を超える患者は年間約１０００人ずつ増えているのです。

もちろん医療の進歩によって多くの子どもたちの寿命が延びたことは喜ばしいことです。しかしこのうちの53・6％、半数以上が原疾患・合併症・後遺症による障害保有者であるとも報告されています（『小児慢性疾患におけるキャリーオーバー患者の現状と対策〈総説〉』武井修治ほか、２００７年）。

つまり、小児期発症の慢性疾患においては、成長とともに治癒する患者がいる一方、成人後にも疾患や後遺症、併存症、知的・身体障害などを抱えて生活を続けていく患者も増えているのです。しかし、たとえ長く生きられるようになったとしても、適切な医療や支援を受けることができず患者本人の苦痛や家族の負担がいたずらに増えていくとすれば、患者とその家族の人生において望ましいこととはいえません。

小児慢性疾患患者の人生をより豊かなものにするためにも、小児医療から成人医療への移行をスムーズに行うための移行期支援が必要なのです。しかし移行期医療という言葉自体もまだ一般化していない現在、その重要性をきちんと認識できている医療機関は多くありません。

また移行期医療といわれると多くの人は、16歳などの年齢に達したら小児科から成人診療科へと転科をすることだと思ってしまいがちです。ところが話はそう単純ではありません。学校のように小学校から中学校へ進学するのとは訳が違います。

小児期と成人期では医療体制も異なれば、利用できる社会福祉制度も異なります。さらに原疾患の管理に加え、小児期とは違った生活習慣病や妊娠・出産などといった、成人期に特有の健康上の問題も生じてきます。これらを総合的に考慮した医療体制を構築していかなければ、真に実効性のある移行期医療を確立することはできないのです。

私は、移行期医療の真の目的は「慢性疾患をもつ患者が生涯にわたって、継続して良質な医療を受けられるように支援すること」だと考えています。流行りの言葉を借りると、小児慢性疾患に対する医療のＳＤＧｓであるともいえます。

移行期の医療においては、このような変化に十分に対応されず、適切な移行期医療を受けられていない患者が増えているのです。

移行が円滑にできず不利益を被る患者たち

移行期医療は、もともと欧米で注目されるようになった概念です。移行期医療を必要とする患者は、欧米ではChildren with Special Health Care Needs（ＣＳＨＣＮ）と呼ばれ、慢性的疾患や随伴する心身の障害、発達の遅れなどがあり、より多くの特別な医療サービスを必要とする子どもたちという意味です。１９９０年代には米国小児科学会や米国思春期学会により、こうしたスペシャルヘルスケアを必要とする子どもの成人期への移行について提言が出されています。イギリスやオーストラリア、カナダでも同様の動きが見られ、２０００年代以降は欧米各国で小児の疾患・領域ごとのより具体的な移行期医療や移行プログラムなどが整備されています。

日本でも２０００年頃から移行期医療についての議論が少しずつ進んできています。２０１４年には日本小児科学会の「移行期の患者に関するワーキンググループ」が、「小児期発症疾患を有する患者の移行期医療に関する提言」を発表し、移行期医療の基本的な考え方や現状の問題点と課題、展望などが整理されました。

厚生労働省は２０１５年に小児期発症慢性疾患患者の健全育成のための施策推進の基本的方針を示し、移行期医療のモデル事業、成人後にも利用が可能な医療費助成制度などの整備、都道府県での移行期医療支援センターの設置（２０２２年2月時点で全国7カ所）などを急速に進めてきました。大学病院や小児の高次医療機関を中心に、移行期支援外来を開設したり、医療・福祉の多職種連携で移行期支援に力を入れたりする医療機関も徐々

図1　日本小児科学会により 2014 年に提言された移行期医療の概念図

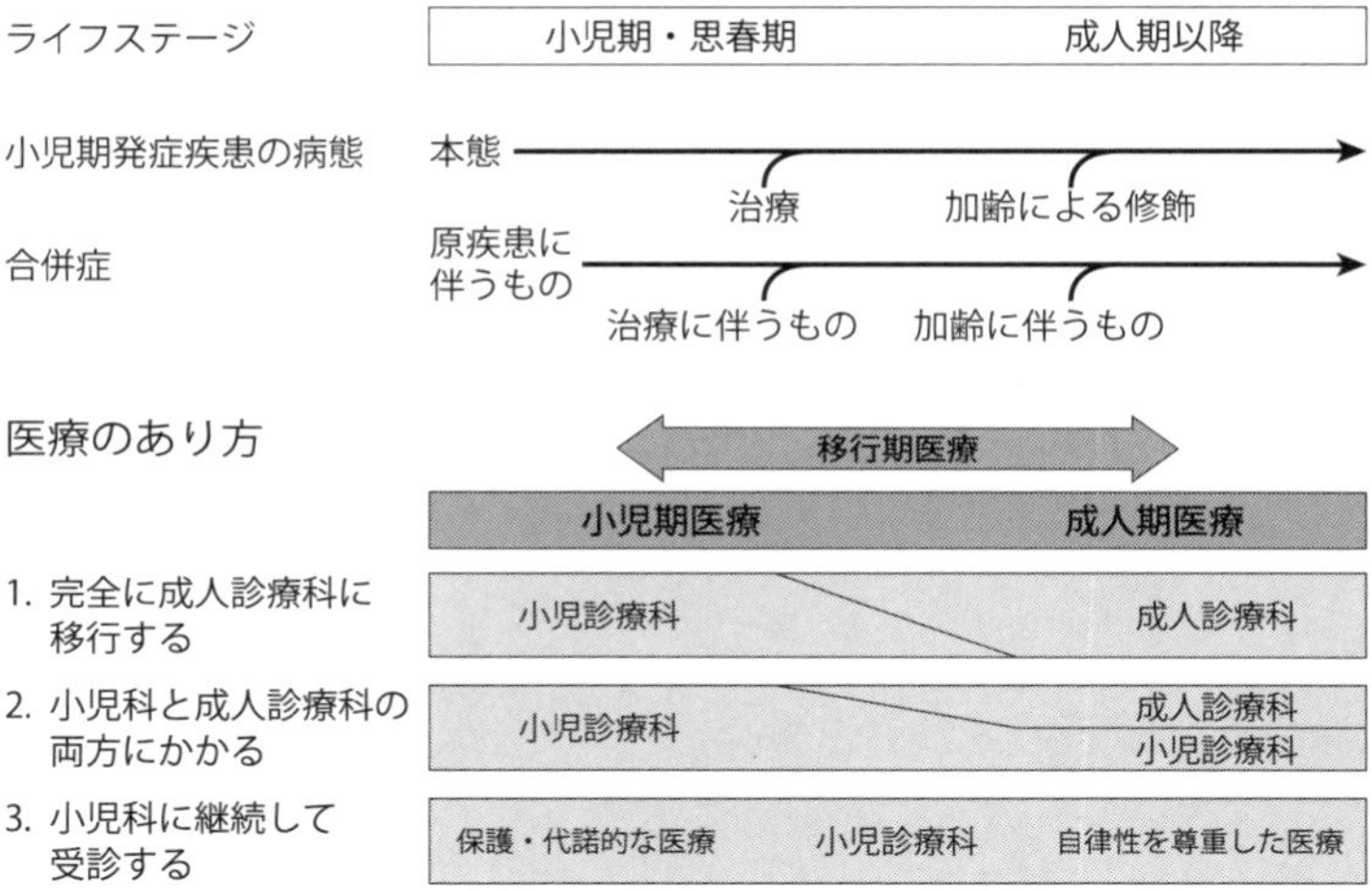

出典：日本小児科学会「小児期発症疾患を有する患者の移行期医療に関する提言」

に増えてきています。

しかし小児期から成人期への医療体制の移行のしやすさは、原疾患の種類や病態、対応すべき診療科の状況などにより、それぞれ違いがあります。単一臓器による疾患が中心の先天性心疾患や腎臓疾患、内分泌疾患、アレルギー疾患などでは、移行のカウンターパートとなる成人の診療科が明確なこともあり、成人期への移行支援が比較的進んできている印象です。その一方でいまだに移行支援が遅れている疾患も存在しています。

その代表的な疾患が、てんかん、

知的障害、脳性麻痺といった、小児期発症の神経疾患です。それ以外にも人工呼吸器や経管栄養といった医療的ケアを要するさまざまな小児慢性疾患を抱えた多くの患者たちが支援を必要としています。また、表面上深刻と思われないまま、移行支援がされていない疾患もあるのです。

私は小児科専門医であり、かつ小児神経専門医、てんかん専門医です。小児病院の神経内科、総合病院の小児科(神経を専門とする小児科指導医)での勤務を経て、現在は自身のクリニックで小児期から成人期まで継続して、小児期発症の神経疾患を診療しています。そんな私から見ても、小児期発症神経疾患の成人期への移行支援はまだまだ発展途上であると感じています。

てんかんを例に見てみると、２０１２年の調査では、成人となったてんかん患者を診療している小児神経科医は89%に上り、成人診療科への転科を望みながら転科先が見つからないなどの理由でやむを得ず診療を続けている小児神経科医の多さが示されています。

また、専門医制度の壁も問題となっています。小児神経専門医は小児科専門医をベースに、神経内科専門医は内科専門医をベースにしており、互いに研修をする仕組みがありません。そのため学会同士の連携推進として、日本小児神経学会にも移行期医療マニュアル作成ワーキンググループが発足していますが、今後は日本小児神経学会と日本神経学会とで相互に研修するプログラムの導入など、理解を深めるための取り組みが求められます。厚生労働省も成人診療科への移行をスムーズにできるように「成人移行支援コアガイド」を発表しています。しかし、コアガイドの執筆者を見てみると小児科医のみであり、今後は受け入れ側である成人診療科の医師も入ってまとめられるべきではないかと思っています。また、アンケートによると自施設以外の患者の支援までは手が回っていないのが現状のようです。

移行期医療を巡る重要性は認識されていながらも、まだ課題が山積みなのです。

小児期発症の多い神経疾患であるてんかんの半数は成人期移行が必要という現実

移行支援が不十分なことで不利益を被っているのは、当事者である小児慢性疾患を抱えた患者たちです。私が専門とするてんかんの場合、発作の再発が命に関わることもあり、進学や就職、妊娠・出産といった人生の節目で必要以上に制約を受けている患者も少なくありません。

てんかんは脳の神経細胞で異常な興奮性の神経活動が生じることで、発作を繰り返し起こす脳の慢性の病気です。厚生労働省の発表では、国内の患者は１０００人に５～８人（日本全体で60万～１００万人）と推計されています。乳幼児から高齢者のいずれの年齢層でも発症するといわれ、特に小児と高齢者で発症率が高いといわれています。

発症の原因はさまざまです。頭部の外傷や出生時の低酸素性虚血性脳症、先天性の脳の形成異常、脳炎・脳症や髄膜炎などの炎症性疾患、脳血管障害などによる脳の障害が原因になることもあるほか、脳に器質的な病変はなく、体質的、遺伝的な要因などで発病することもあります。

てんかんは薬による治療への反応と再発のしやすさから、大きく３つに分けることができます。

①薬により発作が抑えられ、小児期のうちに治るもの
②薬で発作が抑えられても再発しやすいため、薬を飲み続ける必要があるもの

③薬で完全に発作を抑えることが難しく、発作を軽減させながら長く付き合っていくもの

①には、ローランドてんかんや小児欠神てんかんなどがあります。小児期のうちに治療を終了できるため、成人期への移行を考慮する必要はありません。小児期発症のてんかんのうち最も多くを占めるのがこのタイプです。

②は薬を飲むことで自立した生活を送ることができますが、生涯にわたって服薬が必要になるため、治療の継続とライフステージに応じたきめ細かな支援が求められます。特発性全般てんかんに分類される強直間代発作のみを示すてんかんや若年ミオクロニーてんかんなどがこれに当たります。強直間代発作は意識を失い全身がけいれんするもので、てんかん発作として最も知られています。

③は、いわゆる難治性てんかんです。薬では発作を抑えられず、繰り返すてんかん発作や持続する重度の脳波異常により、発達の遅れや退行を引き起こす発達性てんかん性脳症となることもあります。脳性麻痺などの基礎疾患により知的障害や身体に障害のある患者、医療的ケアを必要とする患者も多く含まれます。

てんかんにおいて成人期への移行支援が必要なのは主に②と③であり、この2つで小児

期発症のてんかん患者の約半数（私のクリニックの2022年度来院者数）を占めています。

患者側にも求められる病気に対する意識

②のなかで代表的なてんかんとして若年ミオクロニーてんかんが挙げられます。15歳をピークに10代の思春期に発症することが多く、主に早朝に手足の一部にピクッと力が入るミオクロニー発作が起こることが特徴です。そのほかに強直間代発作を起こすこともあります。

睡眠不足やカフェイン摂取、飲酒、光刺激などにより発作が誘発されることがあり、時間帯では覚醒後1～2時間、または夕方の、疲れたあとに緊張が解けてほっとひと息つく時間帯に起こりやすいことが知られています。

若年ミオクロニーてんかんの発作は、抗発作薬によって容易に抑えることができます。しかし、しばらく発作がなく病状が落ち着いているように見えても、決して油断はできません。過度に疲労がたまったときや寝不足のとき、薬を飲み忘れたとき、自己判断で断薬をしてしまったときなどには高い確率で発作が再発します。

成人後に飲酒するようになり、酔ったまま寝込んで服薬を忘れるような日が増えれば、再発リスクが高まります。また疲れたあとに気が緩んだ瞬間に発作が起こりやすいことから、一日の終わりに入浴している最中に発作が起こり、命に関わる重大な事故につながることもあります。

医療側からの支援や指導が重要なのはもちろんですが、患者側にもまた病気と向き合う意識が必要です。薬で発作を抑えられるとはいえ、患者自身が病気の特性をよく理解し、自覚をもって服薬や日常生活の管理を続けていくことが不可欠なのです。また薬を生涯飲み続けていく必要に迫られることから、思春期以降の女性では妊娠・出産への影響を考慮した薬の選択が重要になってきます。もちろん主治医にも正しい知識が求められることはいうまでもありませんが、専門外のため正しい指導をする自信がない場合は、専門医を紹介して定期的に受診してもらうなどの連携をすべきでしょう。

難治性てんかんは、
病態を変容させながら長期の治療・療養が続く

一方、③の難治性てんかんは、薬剤抵抗性てんかんともいえます。てんかん診療ガイドライン（２０１８年）では「適切とされる抗発作薬を単剤あるいは多剤併用で副作用がない範囲の十分な血中濃度で2剤試みても一定期間（1年以上あるいは治療前の最長発作間隔の3倍以上の長いほう）発作を抑制できないてんかん」とされています。代表的なものには、乳幼児期に発症するウエスト症候群やレノックス・ガストー症候群などがあります。

例えばウエスト症候群は、およそ4〜7カ月の乳児期に発症するてんかん性脳症です。てんかん性スパズムという両手を上げて頭をカクンと前屈させるような発作を数十秒おきに繰り返す特徴的な発作、ヒプスアリスミアという強い異常を伴う脳波所見、発達の停滞または退行の3つの特徴から診断します。

患者の約7〜8割は脳性麻痺、ダウン症、結節性硬化症などの基礎疾患をもっています。ビガバトリンなどの抗発作薬のほか、ビタミンB_6、ＡＣＴＨ（副腎皮質刺激ホルモン）療法などで治療を行います。

ウエスト症候群の患者は、幼児期以降にはレノックス・ガストー症候群などの難治性てんかんへと病態を変容させながら、てんかん発作が持続していくことがよくあります。病態や経過が複雑で発作のコントロールが難しいため、専門医でなければ診療は難しい疾患です。さらに発症時期や発作の型や頻度、どのような薬を使い、あるいは断薬したかという、小児期からの診療情報が残っているかどうかが成人期における医療の質を大きく左右します。

難治性てんかんの患者は知的障害・身体障害をもつほか、医療的ケアを必要とする人も多いので、生涯にわたって切れ目のない医療や福祉の支援が欠かせません。包括的な診療体制の構築が求められるため、小児期から成人期への移行が最も難しいといえます。

一口にてんかんといっても病態や必要な支援は患者によってさまざまであり、こうした疾患の特性も成人医療機関への移行をより難しくしている要因の一つといえます。小児期発症神経疾患で移行期支援が進まない背景はさまざまありますが、結果的に小児科でも成人診療科でも適切な医療を受けられないまま医療の狭間に取り残される患者が少なからず生まれています。

私は小児科医である一方、小児神経科医・てんかん専門医として小児科からこうした移行を受ける立場でもあることから、そのような成人の患者に遭遇することがよくあります。

あくまでも私が経験した範囲ですが、小児期発症神経疾患の患者が移行期や成人後に直面する不利益にはさまざまなものがあります。

移行期患者の不利益①

生活習慣病や妊娠時に胎児への影響のある薬を処方され続けている

小児期発症神経疾患の患者が受ける不利益として、不適切な薬剤の処方が成人後も続いているケースが挙げられます。

例えばてんかんにおいては、治療で最も重要なのは危険な発作を抑えることですが、抗発作薬のなかには、長期使用による副作用が成人期になって問題となる薬剤があります。ＣＢＺ（カルバマゼピン）、ＰＨＴ（フェニトイン）、ＰＢ（フェノバルビタール）といった酵素誘導薬に分類される薬剤は、長期に使用を続けると骨粗鬆症や脳卒中、脂質異常などのリスクを上昇させることが知られており、もともと骨粗鬆症のリスクの高い女性ですと30代といった若年で発症し、骨折を繰り返すようになる患者もいます。最近では同じような作用機序の薬剤で、長期的な副作用の少ないＬＣＭ（ラコサミド）という薬が選択肢としてありますので、長く内服を続ける必要がありそうな場合、成人後の治療を見据えて薬を切り替えておく必要があります。

しかし、昔からその薬を服用して発作が抑えられ症状が安定しているときは、よく効いている薬を替えたくない、もしくは、薬を替えて発作が再発したら怖いという気持ちが患者に生じやすくなります。また、小児期から長く患者を診ている医師でも変更後のことを考慮し、患者と同じような抵抗感をもち、薬剤変更を躊躇してしまうことも心情的に理解できます。思春期や成人期から引き継いだ成人診療科の医師はなおさら薬の変更には慎重になってしまいがちで、結果的に小児科から引き継いだ処方を漫然と続けてしまう例は少なくありません。

女性の妊娠・出産に関しても同様の状況があります。例えば抗発作薬のＶＰＡ（バルプロ酸ナトリウム）は催奇形性のリスクがあると知られています。つまりＶＰＡは思春期以降の妊娠が可能な女性に対して新規の処方は基本的には避けるべき薬剤で、適切な時期に妊娠中の胎児に影響しないタイプの抗発作薬に切り替えておく必要があります。しかし思春期以降もＶＰＡを服用し続け、薬を飲んでいるから、赤ちゃんは諦めるようになどと医師から指導されてしまうケースもあるのです。

先日、私のクリニックを受診した30代後半の女性もその一人でした。女性は既婚者でてんかんの持病があり、薬を飲み続けているから、夫と話し合って子どもはもたないことにしたと言っていました。

胎児に影響のない薬に変更したり、ＶＰＡでも量や方法を工夫したりすれば、薬を服用しながらでも妊娠・出産は可能です。しかしその女性はすでに40歳目前であり、結婚して10年以上も前に夫婦で話し合い、子をもたない選択をしてきていましたので、今さら薬を替えれば妊娠が可能であることを伝えることは私にはできませんでした。もっと早い段階で正しい情報提供と適切な薬剤選択、生活支援があったら、この夫婦の家族の形も違うものになっていたかもしれないと思うと、私にはやり切れない思いが残ります。

移行期患者の不利益②

患者本人が、自分の病歴や飲んでいる薬を知らない

成人患者の移行を受ける側の医師として最も困るのは、患者本人に病識、すなわち病気であるという意識があまりない場合です。年齢的には30〜40代くらいになっても、自分自身の病気のことをよく知らず、服用している薬のこともよく分かっていない患者が時折いるのは小児期発症の患者ならではの課題です。

小児慢性疾患の場合、小児期に発症した疾患を理解し、健康や日常生活を管理するのは多くの場合保護者である親です。患者である子どもは、親に薬を飲めと言われたから、ただ薬を飲んでいるといった受け身な姿勢になりがちです。幼い頃はやむを得ないことですが、本来は一定の年齢になったら保護者による健康管理から、子どもが自分自身で健康管理をできるように移行していく必要があります。

社会的に自立できる患者の場合、そうした自立・自律支援は移行期医療の大切な柱の一つでもあります。しかし望ましい移行支援がなされず、自分の疾患や薬についてよく知ら

ないまま成人を迎えてしまう患者は今も一定数います。そして服薬などの管理が不十分になって発作が再発し、仕事を続けられなくなるなど不安定な生活を送ることになってしまうケースがあります。

保護者が元気なうちは病歴を確認することもできますが、患者が30～40代ともなると親も高齢になり、健康状態が良くなかったり、すでに亡くなってしまったりしているケースも出てきます。そうなるとてんかんの場合は発症時期や発作の状況、これまでの使用薬などの情報の入手が困難となり、乏しい診療情報のなかで手探りで治療をしなくてはなりません。正しい診断がされて適切な薬が見つかるまでの間、患者はいつどこで発作が起こるか分からない危険な状況が続くことになります。

さらに脳性麻痺等で寝たきり状態となっている患者や、食事や排せつの介助も必要な重度知的障害の患者の場合、完全に保護者がつきっきりとなってしまっていることがあります。このような場合には患者の状態、服薬などを記録したうえで、医療機関と情報を共有し、ライフステージに応じて患者が保護者から少しずつ距離をおけるよう支持することも考えるべきだと思います。保護者以外の第三者が関与することによって、個々の患者に応じた自立のあり方を考えていくことが可能なのです。それぞれの家庭の状況を考慮したうえで、保護者との情報共有をスムーズに行える移行支援を考えていく必要があります。病状の安定性、障害の程度にかかわらず、どのような患者であっても成人後は保護者との適切な距離を保ち、その人なりの自立を目指していくべきだと私は考えます。

移行期患者の不利益③
転科を勧められても、どこを受診したらいいか分からない

小児期発症慢性疾患の子どもが高校生や大学生くらいになると、長く通っていた小児科医から、それとなく成人の診療科への転科を勧められることがあります。しかし、小児期発症神経疾患では転科先が分かりにくく、どこを受診していいかも分からないと戸惑う患者・保護者は少なくありません。

脳性麻痺、知的障害、てんかんの場合、対応する成人診療科は脳神経外科や脳神経内科、精神科などになります。それも医療機関によって診療体制がさまざまで、どこへ行けば専門医に診てもらえるのか、小児科医にも一般の人にもかなり分かりにくい状況になっています。

成人を対象とした脳神経外科や脳神経内科を受診したとしても、小児期発症の慢性疾患

は診られない、などと言われて断られるケースはあとを絶ちません。疾患自体の診察が可能であっても、併存症として発達障害があると診てもらえないなど、併存症の多い小児期発症の慢性疾患患者とその家族にとって移行先探しは容易ではありません。小児期と成人期では医療体制が大きく異なります。成人診療科の問題というより移行の仕方の問題でもあり、患者側の課題というだけではなく、医師などの関係者が連携した移行後の医療体制づくりが求められます。

また患者や保護者側の気持ちの面でも問題が生じてきます。成人の診療科を受診しようとしても、小児期発症は診ないとか、限られた範囲しか診られないなどといった対応をされると、患者と保護者のなかには不安や不満の気持ちが生じていきます。総合診療を行う小児科では、脳性麻痺や知的障害、てんかんだけでなく便秘でもアレルギーでも、さらには育児のことまで何でも相談ができたのに、成人診療科の医師は冷たい、信頼できないと感じてしまい、孤立してしまうのです。

私も病院勤務の頃にそうした問題で悩んでいる親子に何組も遭遇しました。いくつもの医療機関に受診を拒まれ、途方に暮れる患者・保護者を見ながら、受け入れ先がないなら思い切って自分でつくろうと開業したのが今のクリニックです。

私が成人後も自らのクリニックで引き続き子どもを診させてほしいと伝えると、保護者の一人は、診られないと断られることはあっても、うちで診させてほしいと言われたのは初めてです、と涙ながらに話してくれました。

医療の狭間で苦しむ患者を一人でも減らしていくことは、今も私の使命であると思っています。

移行期患者の不利益④

移行や転院・転科の過程で、過去の病歴や診療記録が失われていく

小児期発症慢性疾患の患者は乳幼児期に発症する人も多く、10年や20年、あるいはそれ以上に治療や療養生活が続きます。その長い病歴がさまざまな要因で徐々に失われていくことがしばしばあります。

例えば、同じ病院内でも10年もすれば人事異動に伴い、主治医が何度か交代することが起こります。その際、元の主治医は、後任医師に効率良く引き継ぎできるよう病歴を要約

し、そのため診療において重要な情報までもが失われてしまうことが多々あります。

小児科から成人の診療科へ転科するとき、あるいは病院小児科から診療所へ逆に紹介される形で転院するときには、送り出す側から受け手側の医師に診療情報提供書（いわゆる紹介状）が送られます。こうした紹介状のやり取りでも、同じように要約や省略によって診療情報が失われることがあります。

患者の病歴の要約は、診療に関する必要かつ十分な情報を正しく申し送る、という意味において必要なことです。ただ、それが積み重なることで病状の安定している患者では時に必要な情報すら省略されてしまうことがあります。私の経験でも患者の病名などについて、「病名、現在の内服薬、最終発作」だけしか記載がないことがしばしばあります。

小児期発症の慢性疾患では初発からこれまでの詳しい病歴を知ることで、正確な診断を下し、今後の治療方針を決めることができます。例えばてんかんでは、初発の時期、発作型、発作頻度、異常のあったときの脳波所見、てんかん分類または症候群名、これまでに使用した薬剤と中止の理由くらいは少なくとも診療情報提供書に含め、移行期に重要となる情報を伝えなければ移行後の患者の治療を適切に行うことは難しくなります。医師も多忙ですので、なかなか詳細な診療情報提供書を作成することが難しいという場合は、前医からの診療情報提供書の写しをそのまま添付する形でもよいと思います。私もそのような形で受け取ること、提供することのどちらもありますが、情報がないよりずいぶんましなのではないかと思っています。

移行期患者の不利益⑤
高校卒業後や20歳を過ぎて、医療費負担が増加することも

子どもから大人になる移行期には医療費の自己負担も変化します。

乳幼児期（0歳から就学前）には自治体による乳幼児医療費助成制度（マル乳）と呼ばれる制度があります。助成の対象や内容は市区町村によって異なりますが、多くの自治体では医療費の自己負担額が全額（または一部）補助となり、ほとんど自己負担をすることなく通院ができます。

自治体によっては、小・中学生を対象とした義務教育就学児医療費助成制度（通称、マル子）、高校生を対象とした高校生等医療費助成制度（通称、マル青）もあるため、小・中・高校生でも通院時の窓口負担が１回あたり２００円などで済みます。つまり小児期発症慢

性疾患がある子どもでも高校生くらいまでは、あまり医療費を気にすることなく治療を続けることができます（自治体によっては所得制限がある場合がありますので、お住まいの自治体にご確認ください）。

ところが高校を卒業するとマル青の対象からも外れるので、そのまま医療機関にかかると一般的な健康保険被保険者と同じように、自己負担額は3割になってしまいます。今までほとんど医療費がかからなかったのに、急に診察代と薬代で1回あたり数千円、検査や治療内容によっては1万円以上の費用になることもあるわけです。

小児期発症の慢性疾患患者を抱える家庭のなかには保護者あるいは患者本人の就労が制限され、十分な収入を得られない家庭もあります。そうした家庭にとって医療費は重い負担になります。

てんかんの患者であれば、年齢に関係なく自立支援医療（精神通院医療）制度を利用することができます。これはてんかんに関わる外来医療費の自己負担額が原則1割で済むという医療費助成で、所得に応じ自己負担額に上限はあります。

しかし、成人した患者でもこの制度の存在を知らずにずっと3割負担の医療費を払ってきた人は少なくありません。私のクリニックではてんかんと診断したときや、他院からの

図2　小児慢性特定疾病の医療費助成に係る自己負担上限額

階層区分	年収の目安（夫婦2人子ども1人世帯の場合）		自己負担上限額		
			一般	重症※	人工呼吸器等装着者
I	生活保護等		0円		
II	市町村民税非課税	低所得 I（〜約80万円）	1,250円		500円
III		低所得 II（〜約200万円）	2,500円		
IV	一般所得 I（市区町村民税7.1万円未満、〜約430万円）		5,000円	2,500円	
V	一般所得 II（市区町村民税25.1万円未満、〜約850万円）		10,000円	5,000円	
VI	上位所得（市区町村民税25.1万円以上、約850万円〜）		15,000円	10,000円	
	入院時の食費		1/2自己負担		

※重症　①高額な医療費が長期的に継続する者（医療費総額が5万円/月〈例えば医療保険の2割負担の場合、医療費の自己負担が1万円/月〉を超える月が年間6回以上ある場合）、②現行の重症患者基準に適合するもの、のいずれかに該当。

出典：小児慢性特定疾病情報センター

紹介で受診された最初の診察のときに必ずこの制度を紹介しています。すると、多くの患者は口をそろえて「もっと早く知りたかった」とおっしゃいます。てんかんの治療は何十年と続きますので、医療費の自己負担額が3分の1となれば大きな負担軽減につながります。医療費だけでなく、生活保護や年金、社会保険などの行政サービス全般で、日本は受給者がサービスを受けることができる要件を満たしていても本人が届け出て申請しない限り支援が受けられない、という申請主義の立場を取っています。ですから、制度があることを知らなかったと訴えてもだめで、とにかく申請がなければ放っておかれてしまうのです。

小児科の対象年齢の患者は自治体の医療費助成制度の対象であることが多いため、患者の自己負担額についてほとんど気にすることがなく、疾患に応じた個別の医療費助成制度に関しては十分に案内されていないこともあるように感じます。しかし、移行期の患者に対しては制度面での支援も必要になってきます。このほか、特定の基礎疾患をもつ方が利用できる小児慢性特定疾病医療費助成制度（通称、小慢）があります。所得や病状により、自己負担上限額に違いがありますが、条件に当てはまる小児が申請をすると外来・入院の医療費自己負担が上限額を超えた分を助成されます。

この制度も原則18歳までの小児が対象です。申請により20歳まで延長が可能ですが、20歳以降は成人を対象とした指定難病医療費助成制度を改めて申請する必要があります。また小慢の対象となる小児期発症の慢性疾患であっても、大人の難病医療費助成の対象疾患に指定されていないものもあるので注意が必要です。

移行期患者の不利益⑥

大きな発作が起きたときなどの救急対応にも課題

重症心身障害児（者）では、てんかんの合併率は60～70％と極めて高くなります。重症心身障害とは重度の知的障害に重度の肢体不自由が重複している状態のことで、正式な病名ではなく、児童福祉法で定義された行政上の呼称です。歩行やコミュニケーションが困難でほぼ寝たきりの状態の方が多く、重い発作が起こると意識障害や呼吸不全などの命に関わる事態に陥ることがあり、救急搬送が必要になることもあります。この救急の対応に関しても、移行期にはさまざまな問題が生じています。

重症心身障害児(者)が重い発作を起こした場合、主治医からの情報がないまま救急搬送されると、搬送先でどの診療科で診るべき患者か分からず、成人の診療科と小児科とで患者の押し付け合いのようになることがあります。小児期発症と分かると小児科に入院となるケースもよくありますが、緊急対応とはいえ、小さな乳幼児と並んで20代や30代の大人の患者が入院しているのは病棟の医療者にとっても患者自身にとっても違和感をぬぐえないものです。

逆に、成人後はすべて成人の診療科で対応すればいいとも言い切れません。小児期発症の基礎疾患をもつ患者には年齢的には成人していても体が小さく、子どもと同じような体格の人がいます。そういう人に対しては成人のみを対象とした救急医療機関では適切な対応ができないことがあります。

例えば呼吸不全で処置が必要な場合も、成人用の挿管チューブなどの医療材料と小児用のものではサイズや仕様が異なります。私のクリニックの患者でも、体格の小さい患者が救急搬送された際、搬送先においてその患者にも使用できる小児用の医療材料の院内在庫がないために対応が難しかったので、次回以降は受け入れできないと言われたことがあります。

要するに、救急搬送先は年齢や疾患名だけで一律に決められるものではないのです。主治医は救急受診する際に搬送される可能性の高い医療機関に対し事前に情報提供をしておき、患者にも状態の良いときに受診してもらい、カルテを作っておくとよいでしょう。日頃から患者一人ひとりに合わせて緊急時の医療連携体制を整えておく必要があるのです。

移行期患者の不利益⑦

在宅医療の受け皿も限られる、医療的ケア児

小児期発症の神経疾患患者のなかには医療的ケア児も多くいます。医療的ケアとは、学校や自宅など医療機関以外の場所で行われる、痰の吸引や経管栄養、気管切開部の管理や導尿、血糖測定などの日常的な医療行為のことです。医療的ケア児とは、日常的に医療的ケアを必要とする子どもたちのことを指します。在宅で酸素投与や人工呼吸器を使用していたり、口からの栄養摂取が難しいため鼻からのチューブや手術による腹部の穴を介して胃に直接栄養を投与するための胃ろうにより栄養を注入（経管栄養）したりしています。さらに自力での呼吸が難しいため気管から直接呼吸ができるように気管切開をしている場合もあります。医療的ケア児だからといって必ずしも重症心身障害であるとは限らず、気管切開をしていても自分で走り回れるような子もいれば、ほぼ寝たきりの重症心身障害の人まで幅広い状態の人がいます。

医療的ケア児は診察や気管カニューレや胃ろうのボタンの交換などで、定期的に通院す

る必要があります。特に重い障害がある医療的ケア児は通院のための移動でも全面的な介助が必要です。子どもが成長すると体格も大きくなりますし、反対に保護者は加齢で体力が落ちていきますから、通院の負担は年々大きくなります。

こうした通院が困難な患者の一つの選択肢になるのは家にいながら医療を受けられる在宅医療です。在宅医療とは、入院医療、外来医療と並ぶ第3の医療です。もちろん医療機関でしか受けられない検査や治療もありますが、医師による診察や薬の処方、服薬管理、定期的にしなければならない気管カニューレや胃ろうのボタンの交換など日常的な健康管理のための医療行為は在宅医療で十分に対応できます。

問題なのは、小児から移行期の若い世代を対象とした在宅医療を手掛ける医療機関がまだまだ限られているということです。現状の在宅医療は高齢者のための医療に大きく偏っており、小児期発症患者のための在宅医療の受け皿が少ないことで、頻繁に通院せざるを得なくなってしまっている親子は決して少なくないのです。保護者が在宅医療を希望して主治医に相談したのに「お母さん、まだ病院にお子さんを連れてこられるでしょ」と言われてしまったという人もいました。受け皿が少ないという背景があるにせよ、おしなべて通院困難であるはずの医療的ケア児を通院させることに、小児科医であっても疑問を抱いていない医師がいることは残念なことです。また患者のためだけでなく、保護者の社会復帰のためにも、小児期発症患者の在宅医療を拡充させることが望まれています。

移行期こそ、その先の人生を生き抜いていくための支援が必要

子どもから大人への移行期医療、移行支援が不十分なために患者とその家族が被る不利益は多岐にわたり、多くの患者が医療の狭間に陥っています。私たち医療者はこうした課題にしっかり向き合い、そのような患者を一人でも多く救うため、小児期発症慢性疾患患者の移行期医療を早急に確立しなければなりません。

そもそも移行期に限らず、小児期発症慢性疾患をもつ患者は、日常生活においてもさまざまな困難を経験します。病気であることがネックとなり、実際は薬で病状をコントロールできている人でも進学や就職、結婚などの人生の節目でつらい思いをし、希望の選択を諦めてしまう人たちがいます。病気に対する社会の側のスティグマも根深く存在するからです。スティグマとは日本語では差別や偏見と翻訳され、もともとは古代ギリシアで身分

の低い人や重罪を犯した人の体に強制的に焼き付けた、終生消えない烙印のことを指し、敗者の烙印という意が込められた言葉です。

脳性麻痺、知的障害、てんかんなど小児期発症神経疾患をもつ人、医療的ケアの必要な人たちは、原疾患だけでなく併存症や、社会の偏見による二次的な障害なども長く向き合い続けていかねばならないのです。

こうした患者たちが生きていくための武器になるのは、自らの病気に対する正しい知識と理解です。患者とその家族が正しい知識と理解を身につける手助けをし、適切な医療・福祉の支援とのつながりを構築していくことが移行期医療の目標です。慢性疾患をもつ子どもたちが成長し、自分たちなりの自立に向けた一歩を踏みだす移行期こそ、その先の人生の支えとなる支援が不可欠なのです。

第2章

なぜ患者たちは医療の狭間に取り残されてしまうのか 移行期医療の問題点

移行期医療を妨げるさまざまな要因

小児慢性疾患の場合、移行期医療の当事者となるのは小児科医、患者と保護者、成人の診療科です。３つの立場それぞれが抱える問題の要因を整理していきます。

〈小児科側の要因〉

・思春期から成人後の諸問題に対する知識不足
・保護者との対話が中心で、患者本人が置き去りに
・成人診療科では診てもらえないという誤解

〈患者・保護者側の要因〉

・保護者の〝小児科依存〟が強く、成人診療科との関係構築に壁
・小児慢性疾患の患者は、実年齢より幼さが目立つことも

〈成人診療科側の要因〉

・成人診療科の医師は小児期発症慢性疾患の診療に不慣れ

・同じ病院内での成人診療科への移行は意外に難しい
・「いつ、誰が診るか」という役割や責任の所在が不明になりやすい

ほかにも地域での診療体制の違い、福祉を中心とした行政の支援の有無といった問題もありますが、特に日常の診療の当事者である3者それぞれの問題が重要になってきます。

小児科側の要因①
思春期から成人後の諸問題に対する知識不足

小児科医は総合診療医です。専門はあっても喘息やアトピー、便秘、風邪、心の問題、さらには育児にまつわることまでなんでも相談に乗り、子どもの健康や育児を支える〝なんでも屋〟というのが小児科医の役割でもあります。

しかし小児のことには詳しい反面、思春期から成人期にかけて患者の人生でどのような支援が必要かについてはすべての小児科医が十分な知識をもっているとは限りません。年齢やライフステージによって治療や必要な生活支援は変わります。

〈**幼児期・学童期**〉

幼稚園や保育施設、学校といった集団生活でプールや運動会、宿泊行事などの活動に参加できるかどうか、てんかんでは発作が起きたときにどうすればいいかなど、集団生活で患者の安全を守るための指導や支援をします。持病があるからできないと安易に判断するのではなく、できることを探し、不必要な制限により集団生活から得られる貴重な経験や学習の機会が奪われることがないように支援していく必要があります。

知的障害や発達障害、肢体不自由等を合併している場合は、就学時に特別支援学校や特別支援学級への進学を検討することもあるため、進学に必要な診断書の作成も医師の業務となります。

〈**思春期・青年期**〉

10代後半から青年期にかけては高校・大学受験や運転免許取得、一人暮らし、就職、結婚、妊娠・出産などのライフイベントが目白押しになります。

社会的に自立を目指すことのできる患者であってもライフステージの変化では注意を要することが多々あります。例えばてんかんの場合、抗発作薬を飲んでいても自動車の運転免許を取ることができるか、就職時には勤務先に病名を伝えないといけないか、疾患があると一人暮らしはできないのか、結婚して子どもも欲しいが今の薬を飲み続けていて問題がないか、などです。いずれも患者の人生にとって重要な問題ですが、安全な管理のためには専門的知識を要することもあるため、専門医と連携しながら対応をしていくのが望ましいです。

高校卒業や成人を機に、利用できる医療費助成や社会福祉制度も変わります。指定難病医療費助成、身体障害者手帳、精神障害者保健福祉手帳などの申請では、やはり医師の診断書が必要になります。

〈中高年期〉

中高年期にはそれまで症状が落ち着いていた人も加齢に伴って、症状が変化したりすることがあります。さらにがんや糖尿病、高血圧、脂質異常などの生活習慣病、うつ病や認知症といった精神疾患を併せもつ人も増えます。原疾患の治療に加え、こうした疾患の治療も並行して行う必要があります。

自立が難しい患者が40～50代にもなると保護者も年老いて介護が必要になったり、亡くなったりしているケースも増えます。保護者のもとを離れたあとの生活は在宅で可能なのか、施設に入所するのか、介護・福祉の専門職とともに検討することになります。

こうしたライフステージの変化すべてに小児科医が一人で対応していくのは現実的に無理があります。やはり適切なタイミングで諸問題の対応に慣れた複数の成人診療科や関係機関との連携を考えていかなければなりません。

移行に当たっては、送り出す側である小児科医の責任は重大です。小児科医側に十分な知識がないと、移行期に当たる思春期から青年期前半にかけて適切な移行支援があれば避けられたはずのリスクや不利益を招いてしまうからです。

女性の妊娠・出産についても不適切な薬の使用継続により妊娠・授乳を禁止された人もいますし、妊娠中に自己判断で断薬をしてしまったために再発し、胎児に影響が出てしまうケースもあります。

そのような悲しい事故や差別を少しでも減らすためには、小児科医が思春期以降の諸問題や社会福祉制度について知識を深めることが重要です。同時に、知識が不足していることを自認して適切なタイミングでそれらの諸問題に詳しい成人診療科に情報提供をしながら、併診でもよいので早めに移行していくことが必要です。

小児科側の要因②
保護者との対話が中心になり、患者本人が置き去りに

小児科側の要因の2点目としては小児科医と患者、保護者との関係があります。小児期発症慢性疾患の多くは乳幼児期に発症するため、患者の体調や発作の状況などを医師に伝えるのは保護者の役目になりますし、小児科医も治療方針や生活指導について話す対象は保護者です。小児科医と保護者の濃密な関係が続くなかで、患者である子どもが蚊帳の外におかれてしまっている例は少なくありません。親子で診察室に入ってきても、小児科医と話をするのはいつも保護者だけで、患者である子どもは所在なく椅子に座っているだけ、という光景が実際によく見られます。

知的障害を伴う場合、子どもの成長後も保護者が診療の中心となることはある程度やむを得ないところがあります。しかし、患者本人の知的水準や理解度に応じて本人と主治医が話をし、疾患を理解して少しずつ自分で管理をできるように支援していくべきです。

ところが小児科医の側も長年の習慣で保護者とだけ話をすることに慣れてしまい、自ら

の状況に疑問をもたない医師も意外に少なくないように思います。限られた診察時間のなかでは子どもと話すより、長年療養を支えている保護者と話すほうが早いのも事実です。その結果、患者である本人との対話や自立に向けた支援が置き去りになったまま歳月を重ね、思春期となり、さらには成人を迎えているという状況になります。

思春期になると保護者に管理されることを嫌がるようになりますし、受験勉強や交友関係、恋愛などで生活リズムが乱れ、病状のコントロールが悪化することもあります。進学や学校卒業後の進路についても本人なりの希望や悩みが出てきます。

そうした人生の選択に当たっては保護者がすべて決めるのではなく、患者本人が納得したうえで治療と生活とのバランスを取っていくことが大切になります。

小児科側の要因③
成人の診療科では診てもらえない、という思い込み

小児期発症神経疾患の診療に当たる小児科医には、そもそも成人の診療科では診てもら

えないと移行期医療に消極的な医師も見受けられます。実際に移行を検討しても受け入れを断られた経験をもつ小児科医も多いからです。断られてしまう理由は大きく２つ挙げられます。

１つは小児期発症の神経疾患を診られる医師の数が少ないことです。てんかんを例に取ると、日本てんかん学会の専門医は２０２３年１月時点で約８００人です。てんかん患者は全国で約１００万人に及ぶとされていますから、単純計算では専門医一人あたり１５００人の患者を診療するという非現実的な数値になります。

理由の２つ目は小児科と成人の診療科との専門性の違いです。これもてんかんを例に取ると、小児期発症のてんかんだけでもかなり多様なタイプがあり、小児期発症のてんかんと、成人後に発症するてんかんにもまた違いがあります。

成人後、特に高齢期になって発症するてんかんは脳血管障害や脳腫瘍などの高齢期発症疾患が病因となっているケースが多いのが特徴です。基本的に自然に治ることはなく、てんかんとともに病因となった疾患や後遺症の治療も併せて行っていく必要があります。

しかし、てんかんは小児期発症が多いこともあり、専門医の半数以上が小児科医で、成人移行後の患者を診られる専門医はごく限られているのです。こうした専門性の違いや受け入れ先が限られることから、一部の小児科医は小児科から成人の診療科への移行は難しいと最初から決めつけてしまうことがあるのです。

とはいえ小児科医だけで診療を続けることが患者にとって必ずしも望ましいわけではありません。小児科医と成人診療科が互いに専門性の違いをカバーし合いながら患者への治療や支援を続けていくべきだと私は思います。

患者側の要因①
保護者の小児科依存が強く、成人診療科と信頼関係が築けない

小児期発症慢性疾患の患者の保護者は、小児科医との結びつきが強固です。小児科医が成人の診療科への移行を進めようとしても、保護者の不安が強く、うまく移行が進まないケースは少なくありません。

保護者は乳幼児期から5年、10年と長い期間わが子のことを診てきてくれた小児科医に絶大な信頼をおいています。子どもの健康面だけでなく進学・進路に関してや家族構成、家庭の事情についてもすべて理解しているのが小児科医だからです。小児科医はいわば、

慢性疾患の子どもを育てる保護者の心のよりどころ＝パートナーであり、子どもが成長したからといって、小児科医のもとを離れることは容易ではありません。小児科医が移行の必要性を説いても、保護者には伝わらないことも多々あります。

２０１６年に大阪の小児神経科医を中心としたグループが「成人期を迎える子どもをもつ保護者」(12〜18歳のてんかんの子をもつ保護者)を対象に調査をしました。有効回答は79例で患者の平均年齢は15歳４カ月です。そのうち特別支援学校在籍は32％、療育手帳交付が42％、身体障害者手帳の交付が16％となっています。また自閉症や精神発達遅滞など、てんかん以外の併存症をもつ患者が28％、発作の起こる頻度については消失が58％、年単位以上が41％です。

この調査では、将来の診療に関して、保護者の59％が小児科での診療を望んでいることが分かりました。ほかの科に替わる場合、73％が不安を感じていると回答したのです。他科に替わる不安についての自由記述では、図３のように今までの経過の引き継ぎが正確に伝わるのかといった不安が強く、主治医が代わることについても、代わること自体が不安だという声や、交代によって治療方針も変わるのではないか、といった声が上がっています。

特に特別支援教育を受けている子ども、てんかんの発作頻度が高い子どもの保護者は、将来も小児科で診てほしいと希望する割合が高いことが報告されています。

図3　成人期を迎える子どもをもつ保護者に対するアンケート結果

アンケート詳細結果（複数回答可）（総数79例）

アンケート詳細結果		(%)
問15	てんかん診療で困ったこと	
1	てんかん以外の病気を発症し他の診療科を受診しなければならなくなった	0
2	外来診察時に子どもが多く、小児科を受診していることに違和感を感じる	19
3	入院時の病棟が小児科で環境がそぐわなかった	8
4	特に困ったことはない	63
5	その他	11
	無回答	1
問16-1	小児科のままの理由	
1	今の治療を信頼しているので	51
2	てんかん以外の身体や発達の状況をよく知ってもらっているので	38
3	家庭の事情をわかってもらえているので	5
4	他の科に替わっても適切な治療が受けられるかが不安	37
5	今までの経過や、身体の発達の状況をわかってもらえるかが不安	35
6	家庭の状況に合わせた治療をしてもらえるかが不安	0
7	他の科に替わる必要がない	6
8	替わろうと考えたことがない	22
9	替わりたいけれどもかかる科が思い当たらない（見つからない）	4
10	替わりたいけれども替われない	1
11	その他	6
問16-3	他の科でかかりたい理由	
1	成人になったら、大人として自分で診療を受けて欲しい	13
2	成人期の発作や脳波の変化に対応した治療を受けたい	20
3	成人してから出てくる合併症や病気が心配だから	18
4	就職や結婚、職場環境についてのアドバイスが欲しい	9
5	成人後の福祉制度、年金などについて教えて欲しい	6
6	精神的な問題にも対応して欲しい	8
7	外科治療について考えている	0
8	その他	1

出典：『脳と発達、成人期を迎える子どもをもつ保護者のてんかん診療についての認識』
（柏木 充ほか、2016年）

　実際の診療現場でも、成人の診療科に移行を試みたものの、成人の診療科の医師と保護者が信頼関係をうまく築けず、小児科にまた戻ってしまう例もあります。最も避けなければならないのは、小児科では移行・転科を勧められ成人診療科を受診したものの、移行先の医師とうまく信頼関係が築けず、結局どちらも受診できなくなってしまい患者と家族が医療から切り離されてしまうという事態です。

　移行を進める際にはこのような子どもの保護者の不安も十分に考慮して計画を考えていく必要がありますが、小児科医が患者本人ではなく保護者のほうを向いた診療を続けていることも一因であるため、患者の発達度に応じて小児科医が移行に向けて診療スタイルを変化させていくことが重要です。

患者側の要因②

小児慢性疾患のため手厚い保護を受け続けた影響で
患者本人が自立の必要性を意識しにくい傾向も

　小児慢性疾患の患者本人にも移行を難しくする要因があります。それは思春期や成人期になっても正しい病識をもてておらず、適切な受療行動や服薬管理、自立した生活をできない人が少なくないということです。それは本人の問題というより、幼い頃からの成育歴が大きく影響しています。

小児慢性疾患の子どもの多くは物心付く前から周りの大人から手厚い保護を受けて育っています。そのため実際の年齢よりも社会性が未熟だったり、精神的な幼さが目立ったりすることが多いといわれています。

基本的に保護者は持病を抱えながら生きるわが子を守るために懸命です。先天異常や出産時の外傷、出生後の事故などが原因の場合、健康に産んでやれなかったとか、子どもを守ってあげられなかったなどと負い目を感じている人も少なくありません。その償いの気持ちからやや過保護となってしまうことも多く、そうした環境で育つことで本人も思春期や成人になっても保護者が管理をするのが当たり前という、依存的な傾向が強まってしまうことにつながるのです。

家庭だけでなく、学校生活でも疾患があるため学校行事には参加できないとか、疾患があるがゆえに不当な差別や偏見にあうことにより自己評価や自己効力感が低下してしまい、自立への意欲をもてないケースもあります。

その結果、小児慢性疾患の患者は、家庭生活でも社会生活でもさまざまなハンディがあり、自立が進みにくい傾向があるのです。子どもは一定の年齢になれば勝手に自立していくというわけではありません。知的障害や発達障害を伴う場合はなおさらです。小児慢性疾患患者であっても、本人の発達度に見合った自立・自律を促していくためには、小児科医や周囲の大人が個々に応じたふさわしい時期に適切かつ丁寧な自立支援を行っていくことが必要です。

成人診療科側の要因①

成人診療科の医師は小児期発症疾患の診療に不慣れ

てんかんを例に取ると、成人診療科が受け入れてくれない要因としては、第一に脳神経内科、脳神経外科、精神科といった成人診療の受け皿となるはずの医師が、小児期発症のてんかん診療に不慣れであることが挙げられます。

成人の脳神経科医を対象としたアンケートでは、68％が小児科から移行してきた患者の診療継続に困難を感じているという結果が出ています。理由には小児期からの経過が把握しにくいとか小児期特有のてんかん症候群に不慣れといったことが多く挙がっています。

小児科と成人診療科では専門性の違いもありますし、普段の診療文化というか、診察室で対応する患者やその家族の年齢層や生活スタイルなどもまったく異なります。

小児科で診ているのは基本的に10代以下の子どもとその保護者で、診察室で接する人の年齢層としては40代くらいまでの若い世代です。医師への相談内容も学校生活での注意点や進路、将来的な就職などの話題が多くなります。

一方、成人のてんかん患者は高齢者が多くを占めます。患者は70～80代、付き添いの家族はその子どもであっても中高年以上です。耳が遠かったり動作が緩慢であったり、理解に時間がかかったりするなど、じっくりと根気強い関わりが求められます。成人診療科の医師のなかには、普段若い世代にほとんど接することがないため30代くらいの患者であっても緊張すると語る医師もいます。そういう医師側の苦手意識が、医師と患者の信頼関係づくりの妨げになる面もあるのです。

専門性や診療文化の異なる医師が、移行期患者の受け入れに消極的になることは、ある意味無理もないことだと思います。そうしたことを考え合わせると、送り出す小児科側でもそれまでの診療情報をしっかり伝えるとともに、必要なときには成人診療科の医師が小児期発症慢性疾患の専門家である小児専門診療科に相談できる体制を取っておくなど、安心して受け入れられる仕組みづくりが必要です。

逆に成人診療科の医師も、小児科からは成人診療科へ患者が移行してくるものだ、という意識をもつことが必要だと思います。目の前に成人を迎える患者がいる小児科と異なり、成人診療科は患者を紹介されない限り移行期患者の存在には気づきにくいです。まず、医師側が自身の専門性に対して移行期医療のニーズがあると認識することが、移行を円滑に進めていく第一歩といえます。

実際のところ、治療によって症状が落ち着いている患者であれば、専門医でなくても地域の一般内科医が主治医となることも十分に可能です。使用している薬の見直しや減薬、断薬といった専門知識を要する対応のときのみ専門医が関わる体制を取れば、普段の管理は一般内科でも十分に対応が可能であるため、移行期医療を進めていくためには専門外の医師も含めて、患者を複数の診療科で連携して診療できる体制を築いていく必要があるのです。

成人診療科側の要因②
意外に難しい、同じ病院内での成人診療科への移行

小児神経疾患患者は、小児科や小児神経科のある総合病院で診療を受けている例が多いと思います。それならば同じ病院のなかで成人診療科に移行すれば、患者は慣れている病院に通院を続けられますし、病院内でのもともとの主治医＝小児科医から、成人診療科の医師への引き継ぎもスムーズではないかと思えます。しかし、病院内での移行は思った以上に難しい現実があることを、私自身も身をもって経験しています。

私が総合病院に勤務していた当時、小児期発症の神経疾患患者は30代、40代になっても小児科で診療し、救急対応でも「小児科の患者だから」という理由で小児科医が対応していました。私はそうした状況をなんとか改善したいと思い、院内で「移行期外来」をつくろうと働きかけたことがあります。私が小児科と神経内科を兼務し、外来で診療を続けながら患者の所属を成人診療科に移行すれば、救急外来や入院時も成人診療科で対応がしやすくなると考えたのです。しかし、院内での移行の必要性がいまひとつ理解してもらえず、結局はうまくいきませ

んでした。そのとき、病院全体として移行期医療に取り組む必要性が共有されているような場合でない限り、同じ病院内でスムーズな移行を実現するのは難しいと私は痛感しました。

　基本的に日本の一般的な病院は診療科ごとに縦割りの組織であることが多く、医師の派遣元である大学の医局も異なっているなど、診療科同士の連携については一筋縄ではいきません。病院の方針として診療科間の連携や移行を打ち出したとしても、実際には、当事者である各診療科やその派遣元である大学医局が首を縦に振らなければ事態は進展しません。一方で、むしろ院外の地域の診療所との連携のほうが、医療機関としての役割や機能の違いが明確で連携が進みやすい傾向があります。厚生労働省の定義ではかかりつけ医は健康に関することをなんでも相談できて身近で頼りになる、地域医療、保健、福祉を担う総合的な能力を有する医師のことをいいます。そういった考えが根底にあるため、ほとんどの総合病院は病院機能評価のために地域の診療所との病診連携には積極的であり、元来地域の診療所からの紹介は積極的に受けるように方針を打ち出しており、多くの診療科はそれを当然のこととして受け入れています。そこで、私は開業することでいったん患者を病院小児科から自身の診療所に紹介してもらい、院外から病診連携により病院の成人診療科につないでいく形で移行期医療を支える方法を考えつき実践しました。しかし、移行期医療が大きな問題となっている今、今後は同じ医療機関内での診療科横断的な移行システムについても議論を深めていく必要があると私は思います。

成人診療科側の要因③
「いつ・誰が診るのか」という役割や責任の所在が不明確

小児科からの移行患者を複数の医療機関で診療していくときに起こりやすいのが、いつ、どういうときに誰が診るのか、という問題です。

てんかんでは、地域のかかりつけ医による一次診療、神経学専門医により専門診療を行う二次診療、そしてより専門的な検査や外科治療を含めた包括的な治療に当たる三次診療があります。小児神経専門医かつてんかん専門医である私のクリニックは二次診療の施設ということになります。海外ではこのような階層により、かかりつけ医が必要に応じて専門医とつながりながら患者を診ていくモデルがありますが、日本ではまだ地域診療連携体制がしっかりと確立しているとはいえません。

小児期発症の神経疾患では、脳神経内科や精神科のほか、生活習慣病や循環器、腎臓などほかの臓器の疾患があれば、それに対応する診療科も受診することになります。ただし複数の診療科で個別に移行を進めてしまうと、どの診療科が旗振り役の主治医となるかが分かりにくくなり、混乱が生じる恐れがあります。また重い発作が起こったなどの救急対応や入院対応を誰がどのように担うのかも明確にしておかなければなりません。こうした地域の医療機関の役割分担や連携も、地域差はあるもののまだまだ手探りの状態です。

早い時期から将来の移行を見据え、切れ目のない個別の支援計画を

小児期発症の神経疾患患者に必要なのは医療だけではありません。患者の生涯にわたって安全を守り健康な生活を支えるためには、医師だけでは対応できないことも多々あります。看護師や薬剤師、リハビリ専門職といった医療職のほか、メディカルソーシャルワーカー、保健師、精神保健福祉士などの多職種による支援が必要不可欠です。介護保険適用前の年代である小児期発症疾患患者においては、最近では医療的ケア児コーディネーターの存在感も大きくなってきています。患者を中心とした地域連携においては、地域におけ

る包括的な患者のケアの計画を主導する行政の役割もたいへん重要となります。

移行期支援に携わる専門職のなかでも乳幼児期や学童期から長く患者と家族に関わっている小児科医の果たすべき役割は大きいはずです。小児慢性疾患があってもなくても、子どもはやがて保護者の手を離れ、自分で人生を歩んでいかなければならない時を必ず迎えます。小児科医は小児期の生活を支えながら、その後の移行期や成人期を視野に入れて診療に当たる姿勢が欠かせません。

移行後に必要な治療や支援は患者一人ひとりで異なります。薬の服用を続けていれば安定して過ごせる人もいれば、治療が進展せずなかなか病状が安定しない人、知的障害や肢体不自由などの併存症を抱える人や医療的ケアを必要とする人もいます。それぞれの患者にふさわしい移行のあり方を検討し、最適な診療体制を構築するための連携を進めていくにはある程度の時間が必要です。

小児科医が中心となり、子どもの発達に応じて計画的に自立をサポートしていくことが移行期支援の基本となります。そして各地域の実情に合わせ、かかりつけ医や専門医らと連携し、患者の生涯にわたる医療を切れ目なく支えていける体制を築くことが大切です。

第 3 章

小児期と成人期の医師たちがチームで患者を支える「病診連携」のあり方

小児期発症慢性疾患患者の移行期医療の2つの柱

小児期発症慢性疾患患者の移行期医療では、送り手・受け手となる医師が担うべきことを整理すると、大きく2つの柱があります。ここでは分かりやすいように疾患の代表例として私の専門であるてんかんを例に取り上げます。

第1の柱は、思春期・成人期に向けての適切な治療や社会生活支援、患者教育といった移行期からそれ以降の患者のQOLを向上させる対応です。基本的に移行の送り出す側である小児科医、小児神経科医が中心となって取り組むことが多くなりますが、成人診療科に引き継いでいくべきものもあります。

《小児期発症慢性疾患の移行期医療①　移行期の患者に対する取り組み》

・てんかん発作の管理
・治療による副作用の軽減
・ライフステージに応じた社会生活の支援

・自立・自律した患者をはぐくむ患者教育
・小児期発症慢性疾患患者を養育する保護者に対する支援

第2の柱は、送り出す側の小児科と受け入れる側の成人診療科、地域のかかりつけ医などが協力し、診療連携ネットワークを構築することです。移行期・成人期の医療ニーズは患者によってさまざまです。また、地域によって医療リソースや事情は異なるため、診療連携のあり方も唯一の正解というものはありません。

小児期発症慢性疾患の診療連携の一例として、私のクリニックのような専門クリニックと地域の高次医療機関による「病診連携」があります。連携する医療機関や連携のスタイルは違っても、効果的な診療連携の考え方や、連携のための情報共有などについては、ほかの地域・医療機関でも参考にしていただける点も多いかと思います。

《小児期発症慢性疾患の移行期医療②　成人期に向けての医療連携体制の構築》
・てんかん診療に必要な４つの医療機能
・小児神経専門医による「病診連携」

・個々の患者に応じた主治医の考え方
・情報共有のための診療連携ツールの活用
・国の「てんかん支援ネットワーク」も確認

小児期発症慢性疾患の移行期医療①
移行期の患者に対する取り組み

成人期に起こりやすいトラブル、副作用を考慮した薬の選択

てんかんの場合、移行期医療を意識したときに小児科医が考慮すべきことは抗発作薬の適切な選択と調整です。

抗発作薬には長期使用による副作用や社会生活上の不利益が懸念されるものがあります。思春期以降も長く抗発作薬を継続しなければならないことが予想される場合、抗発作薬の副作用による合併症リスクの上昇や、妊娠および就労などの生活への影響を考慮し、適切なタイミングで副作用の少ない薬へと切り替えていくべきです。抗発作薬の選択肢の少なかった以前と比べ、近年は非常に多くの抗発作薬が国内でも処方できるようになりました。新規抗発作薬は、従来薬と比べると効果は劣らず副作用の少ないものが多いことが特徴です。患者の経過を理解して治療の調整を実践できる小児科医が移行前に調整しておくことが望ましいと考えます。

例えば、酵素誘導薬と呼ばれるＣＢＺ、ＰＨＴ、ＰＢなどは古くから小児てんかんでよく使われる代表的な抗発作薬です。しかし、長期にわたる内服によって骨粗鬆症や脳卒中などの生活習慣病のリスクを上げることが報告されています。こうした酵素誘導薬は、同じくナトリウムチャネルブロッカーという作用機序でありながら、長期服用による副作用の少ないＬＣＭに切り替えておくとよいでしょう。

またＺＮＳ（ゾニサミド）は、成人期には抑うつなどの精神症状のリスク上昇につながることが指摘されています。そもそもてんかん患者はうつ病や不安障害といった精神疾患を併発しやすいため、可能であれば移行期を見据えて、発作型に応じたより精神症状のリスクの低い薬剤に切り替えておくことをお勧めします。

強直間代発作をはじめとする全般発作に対して非常に有効性の高いＶＰＡは古くから最も使用されている抗発作薬の一つですが、催奇形性リスクが高いことが指摘されており、近年は妊娠の可能性がある女性には基本的には処方しない流れになってきています。ＶＰＡに代わる新しい抗発作薬がいくつも登場しているので、妊娠可能女性が服用しても胎児への影響が少ないと報告されているＬＥＶ（レベチラセタム）やＬＴＧ（ラモトリギン）に積極的に切り替えていきます。切り替えが難しい場合でも胎児への影響がより少ない量に減量したり投与方法を調整したりしていく対応が必要です。

しかし小児科医であっても新規抗発作薬の使用には不慣れな医師も多いと思いますので、その場合は一人で抱え込まず、専門医に相談しながら調整するとよいと考えます。自信がないから替えないのではなく、自信がないからこそ患者の長期的な利益のためにできることがあるのであれば専門家に相談しながら対応する、という姿勢が重要です。私も、症状は落ち着いているもののより長期的に望ましい処方に変更できないか、という相談を非専門医から多く受けて対応しています。症状が落ち着いている患者の内服調整は非専門医にはそれなりにハードルが高いと思いますので、そのような相談は専門医として非常にやりがいを感じています。

妊娠・出産・育児などのライフステージにおける注意

薬の選択だけでなく患者の社会生活支援という点でも重要なのが、妊娠・出産・育児に関する問題です。

なかにはてんかんがあることで結婚や出産を諦めてしまっている女性もいますし、反対に妊娠のために自己判断で服用を中断し病状が悪化してしまっている人もいます。このような事態をなくすためには主治医が正しい知識をもつことが欠かせません。

現在では抗発作薬を服用していても、適切な薬を選択し、医師と患者本人とで話し合ってしっかり日常生活の管理ができれば妊娠や出産も十分に可能です。私のクリニックでは、てんかん患者の妊娠・出産・育児も数多く支援しています。

妊娠・出産・育児に際しては、丁寧な薬の調整や生活指導が必要になります。まず妊娠を希望する人は、妊娠に向けて事前に薬の切り替えや投与量の調整を行っていく必要があるため、可能な限り計画的に妊娠することが大切です。

一部の抗発作薬（ＶＰＡ、ＣＢＺ）は葉酸の代謝に影響があるため、妊娠前から葉酸のサプリメントの服用なども必要になります。葉酸はすべての妊婦に必要な栄養素で、妊娠初期に不足すると胎児の神経管閉鎖障害（二分脊椎など）を招くことがあります。こうしたてんかん患者特有の事象に対応していくためには、専門医が関わり、支援をする体制が望ましいと考えています。

2年以上発作が抑えられていれば、車の運転も可能に

社会生活に対する支援では、運転免許の取得を巡る問題もあります。以前は、てんかんと診断された人は自動車の運転免許取得ができなかった時代もあります。しかし２００２年6月の道路交通法改正により、てんかんは診断があるだけで運転する資格を喪失する絶対的欠格事由から、病状に応じて運転に支障があるかどうかを判断する相対的欠格事由に変更となりました。現在は一定の運転基準の要件を満たせば、てんかんの人でも運転免許を所持することができるようになっています。

《てんかんと診断を受けても運転免許をもつことができるケース》

・発作が過去5年以内に起こったことがなく、医師が「今後、発作が起こるおそれがな

い」旨の診断を行った場合

・発作が過去2年以内に起こったことがなく、医師が「今後、X年程度であれば、発作が起こるおそれがない」旨の診断を行った場合

・医師が、1年間の経過観察の後「発作が意識障害及び運動障害を伴わない単純部分発作に限られ、今後、症状の悪化のおそれがない」旨の診断を行った場合

・医師が、2年間の経過観察の後「発作が睡眠中に限って起こり、今後、症状の悪化のおそれがない」旨の診断を行った場合

（道路交通法施行令の運用基準）

基準には細かな規定があって分かりにくいのですが、基本的には運転に支障のある発作が2年間起こらなければ、医師の診断により運転免許の取得・更新が可能です。発作があってもその後1年の間に運転に支障がなく、悪化する恐れもないと医師が診断した場合や、2年間経過を診て、睡眠中の発作だけで悪化する恐れがないと医師が診断した場合にも、免許の取得・更新ができます。

運転免許の有無は、患者の就労にも関係してきます。基準に沿った形で発作がコントロールされている場合は、通勤や移動などで運転を必要とする仕事にも就くことができます。ただし、第二種運転免許や大型免許は取得することができませんので、その点においては就業には制限があります。

就労や勤務先での配慮についても、医師が積極的にサポートを

就労についても、医師と患者、そして職場などの関係者の正しい理解と支援が不可欠です。てんかんを例にすると、発作のコントロール状態によっては就業できない仕事もあります。自動車の大型免許や第二種運転免許を必要とする仕事もそうですが、万一発作が起きたときに本人や周囲の人の命に危険が及ぶような仕事では、専門医による発作のリスク評価が必要になってきます。具体的には高所での作業、高速に作動する機械操作、電圧作業、感染性物質を扱う業務、単独作業などが挙げられます。

しかしそうした一部の職種を除けば、てんかんがあっても就労は可能です。２０１７年から19年にかけて国立研究開発法人日本医療研究開発機構（ＡＭＥＤ）が「てんかんの多層的多重的医療連携体制の確立に対する研究」に取り組み、企業調査も実施しています。

無作為に抽出した全国の企業２００社（回収４４７社）のうち、てんかんのある人を雇用している企業は67社、15％に上っています。てんかん患者で雇用されている人の職種は、事務職、専門職、生産工程、サービス職など多岐にわたることが確認できます。

ただし、職場によって障害に対する理解は本当にさまざまです。

ＡＭＥＤの調査ではてんかんのある人を新たに雇用してもよいと思うとする企業は32・７％にとどまり、雇用したくないとした企業は66・２％と2倍に上っています。てんかんに対する偏見や発作時にどう対応したらいいか分からないといった知識不足から、てんかん患者の雇用が避けられる例もまだまだ存在しているのです。

この調査では、てんかんのある人の雇用を進める条件としては、①就労に問題ないという医師の診断書、②発作時の明確な対応方法、③発作に対する対応方法の周知、などが挙げられていました。つまり、患者の就労の道を広げていくためには医師の診断書や発作への対応法に関する指導といった専門医の支援が重要になります。

自身の病気や障害について話すと採用の際に不利になるとか、職場で偏見にさらされると考え、病名を告げずに就職をする患者がいますが、医師としては推奨できません。病気を隠して就職すると業務内容や労働時間などについて職場の配慮を得られず、疲労やストレスから再発するリスクも高まります。

やはり、患者自身が自分の健康状態や障害について率直に伝え、業務上でどんな点に注意が必要か、発作が起きたときの対処法などについて職場の理解を得ることが、結果的に患者の安全と安定した就労を守ることにつながります。

移行期に知っておきたい社会福祉制度について

小児慢性疾患は長期にわたる服薬や治療が必要になり、医療費の負担は小さくありません。小児科医には医療費助成などの社会福祉制度についてあまり詳しくない人もいますが、ここで改めておさらいしておきたいと思います。どのような制度があり、どこに相談をすればいいかといった基礎的な知識だけでも伝えることは、移行期・成人期の患者にとって有意義な社会生活支援になります。

小児慢性疾患に関わる社会福祉制度は①医療費の助成、②障害者手帳、③生活費等の助成や給付等、の3つに分けて考えると分かりやすいと思います。

これらは基本的に障害者の日常生活及び社会生活を総合的に支援するための法律（障害者総合支援法）で定められており、市区町村の障害福祉課などが窓口になっています。

①医療費の助成

小児の場合はマル乳、マル子により、基礎疾患の有無にかかわらずすべての小児が医療費助成を受けられます。さらに２０２３年４月より、マル青が開始され、高等学校の就学年齢まで医療費の助成が拡大されました。

また、てんかんと診断された人は、自立支援医療（精神通院医療）により、てんかんにかかる医療費の自己負担額が１割になります。てんかんと診断されていれば、収入によっては自己負担の上限額はあるもののすべての人が申請できます。

障害者手帳をもっている人は重度心身障害者医療費助成制度（通称、マル障）の対象となる可能性があります。所得制限はありますが、東京都の場合は身体障害者手帳１級・２級、療育手帳１度・２度、精神障害者保健福祉手帳１級の患者が対象となり、住民税課税者は１割負担、非課税者は負担なしとなります。

対象となる基礎疾患のある方は小児慢性特定疾病医療費助成制度や、指定難病医療費助

図4　小児期〜成人期に利用可能な社会福祉制度、医療費助成制度

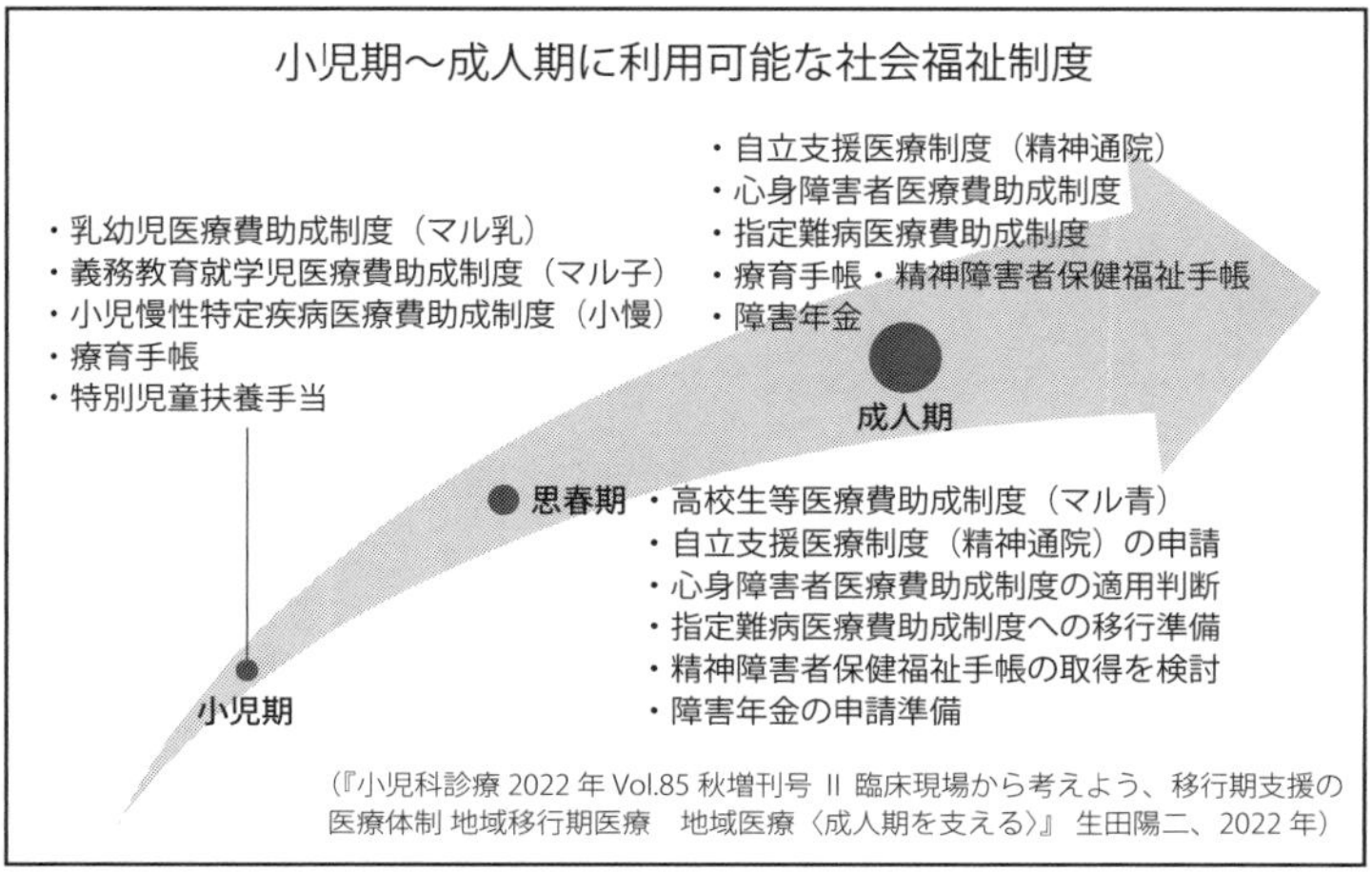

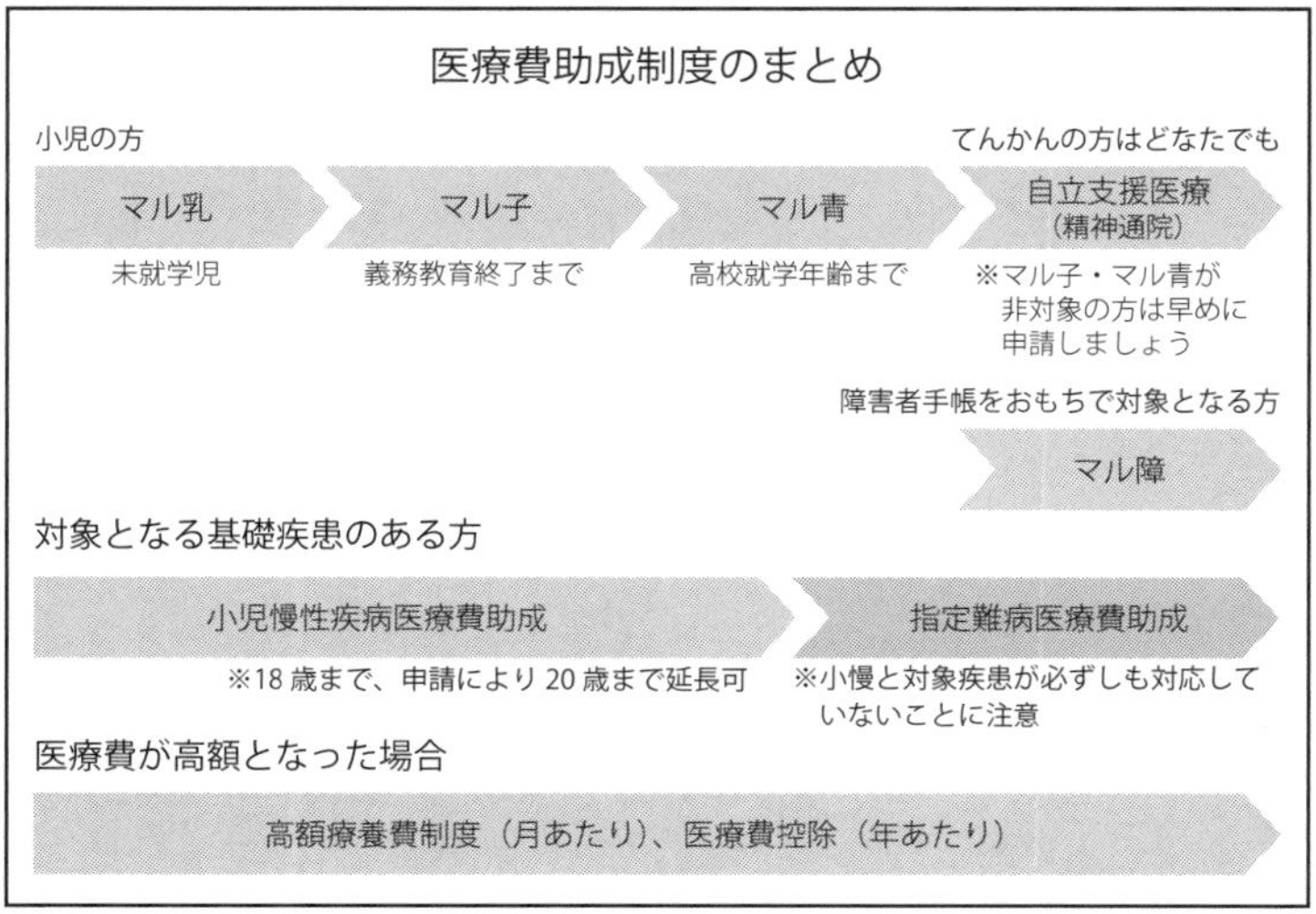

著者作成

成制度の対象となる可能性があります。こちらも所得や重症度によって自己負担上限額が設定されています。

このほかの医療費負担軽減の制度としては、１カ月の医療費が高額となった場合に上限を超えた額が支給される高額療養費制度や、１年間の医療費が高額の場合に所得税控除を受けられる医療費控除などがあります。高額療養費制度は健康保険組合、医療費控除は管轄の税務署がそれぞれ相談窓口になります。

②障害者手帳

障害者手帳はさまざまな社会福祉制度を利用するうえで必須のものではありませんが、所持しておくことで障害があることの公的な証明として役に立つことがあります。

障害者手帳には身体の障害に対する身体障害者手帳、精神の障害に対する精神障害者保健福祉手帳、知的な障害に対する療育手帳の３種類があり、税の減免、交通機関の割引、公営住宅への優先入居、公共料金等の割引などのサービスを受けることができます。

身体障害者手帳は身体障害者福祉法、精神障害者保健福祉手帳は精神保健福祉法に基づいた制度です。療育手帳は根拠となる法律はなく、自治体により呼び名が異なり東京都では愛の手帳と呼ばれています。

てんかんは医学的には脳の機能的な異常による身体疾患ですが、歴史的に行政上は精神疾患として扱われてきた経緯があります。そのため精神障害者保健福祉手帳は、てんかんと診断されて6カ月以上経過していて、発作や精神合併症により日常生活や社会生活に困り事がある人であれば取得できます。生活に困難があるものの身体障害者手帳や療育手帳の対象とならない人は、精神障害者保健福祉手帳の申請を検討してもよいかと思います。

③ 生活費等の助成や給付

障害のある子どもの育児や本人の障害により、就労に制限や困難がある場合、所得によっては生活費の助成を受けることができます。

国の制度として20歳以上を対象とした特別障害者手当と、20歳未満の特別児童扶養手当、障害児福祉手当があるほか、都道府県ごとに独自の手当があります。詳しくは市区町村の窓口で確認してもらうのが確実です。

ほかに障害者手帳をもつ人や特別児童扶養手当などの手当を受給している場合は、20歳以上で障害年金の受給対象となる可能性があります。患者が20歳になる前に市区町村の窓口に相談することを検討してください。

自立・自律した患者を育てるために、本人への教育も欠かせない

小児慢性疾患の患者では、小児期の管理は保護者が中心になりますが、思春期を迎える頃には少しずつ患者が治療の主体となり、患者自身が納得して治療を続けていけるように支援をしていく必要があります。

移行期から成人前期にかけては進学や就職、結婚などの人生を左右するようなライフイベントが続きます。薬の種類や用量の見直しが必要になることもあります。受験や就職活動といった大きなストレスがかかる時期は再発リスクが高く、薬の変更や減薬はしにくいため、患者の将来の希望を見据えて、いつなら薬の変更や減薬が可能か、患者本人と相談しながら治療を進めることもあります。

私のクリニックでも以前、鉄道の運転士を志望する高校生の患者がいました。鉄道の運転士になるためには5年以上の断薬が必須条件です。大学卒業後に運転士にチャレンジできるようにしたいと、本人と相談して高校2年生のとき断薬を試みましたが、残念ながら

3カ月で再発してしまい、断念することになりました。本人は自分で考えて選択をした結果なので、納得して気持ちを切り替えることができた様子でした。

もしも、これが保護者の一存で決めてしまっていたら、本人はまったく納得感や自己効力感を得られなかったのではないかと想像します。


さらに患者が大学生や社会人になれば、自分で成人診療科を受診し、自分自身の発作の様子や頻度、発作の誘因となるものなどについて医師とコミュニケーションを取ることができなければなりません。また就職後は、自分自身の病気について十分に説明したうえで職場に必要な配慮をしてもらうように求める必要がありますし、社会人として発作が起こらないように注意しながら、自分で日常生活の管理を続けていくことになります。

このような自立・自律した患者を育てるためには、形式的におざなりな指導をするだけでは不十分です。子どもの発達に合わせ、小学校の高学年や中学生になったら、計画的に移行支援を進めていくことが大切です。

移行準備チェックリストを活用して患者本人が自ら主体である意識をもつ

最近では、小児期発症慢性疾患の患者の移行支援や移行準備にまつわるツールも増えてきています。私のクリニックで使っているのは「移行準備状況評価アンケート（ＴＲＡＱ）日本語版」です。

これは小児期発症慢性疾患の患者が自分で通院するために、できるようになる必要があることをリスト化したものです。リストは「薬を管理する」「予約を管理する」「経過を観察する」「医療者と話す」の４分類で、全部で23項目があります。それぞれの項目が現時点でどれくらいできるか、５段階で患者が自己評価をする形式です。

私は、自立を目指せる患者が中学生（12歳頃）になり、今後も治療継続が必要と予想されるときには、このツールで患者本人に年に１回チェックしてもらうようにしています。テストではないので正解・不正解はなく、今の自分の状態に当てはまるものを正直にチェックするようにと伝えています。チェック後は本人ができている部分を確認して褒めつつ、できていない部分については、今後は少しずつできるようにしていこうと呼び掛け、自覚を促しています。実際、移行準備ですべきことを何度も繰り返し自ら確認することで、患者側にも自分が主体であるという自覚ができていくと実感しています。

	いいえ、どのようにするかわかりません	いいえ、しかし方法を学びたいです	いいえ、いま方法を学んでいるところです	はい、やり始めています	はい、必要な時はいつも行っています
経過を観察する					
14. アレルギーも含めて、自分で問診票を記入していますか					
15. 診察などの予約をカレンダーやリストにまとめていますか					
16. あなたの健康状態について正確に説明していますか※3					
17. 自分の健康に関する意思決定をしたり、それに参加したりしていますか※4					
医療者と話す					
18. 医師や看護師に自分が感じていることを伝えていますか					
19. あなたの健康や健康管理について、看護師や医師に質問していますか					
20. 医師、看護師や他のスタッフに聞かれた質問に答えていますか					
21. 医師や看護師の説明がわかりにくいとき、よりわかりやすく説明してくれるよう頼んでいますか					
22. 医師や看護師にもらったアドバイスやすすめを守れたかを伝えていますか					
23. あなたの病歴(過去に受けた手術、アレルギー、薬など)について、医療者に説明していますか					

※3 「医師や看護師に聞かれた場合」などをイメージしています
※4 「薬の調整や手術など、今後の治療に関する話し合いに参加すること」などをイメージしています

出典：京都大学大学院 医学研究科 社会健康医学系専攻
健康情報学ホームページ「移行準備状況評価アンケート（TRAQ）日本語版」

図５　移行準備チェックリスト等の活用

移行準備状況評価アンケート(TRAQ) 見本

患者さんへ: 成人期医療への移行で重要となる以下の問題について、あなたの状態に最もよくあてはまる欄にチェックを入れてください。正解、不正解はありません。また、あなたの回答が外部にもれることはありません。

	いいえ、どのようにするかわかりません	いいえ、しかし方法を学びたいです	いいえ、いま方法を学んでいるところです	はい、やり始めています	はい、必要な時はいつも行っています
薬を管理する					
1. 自分で薬を入手していますか[※1]					
2. 薬の副作用が出た時どうすべきか知っていますか					
3. 薬を自分で正しく飲んでいますか					
4. 薬がなくなる前に医師に再処方を頼んでいますか					
5. 飲んでいる薬(名前や量)を医療者に説明していますか[※2]					
6. 飲んでいる薬の飲み合わせや他に気になることについて薬剤師と話をしていますか					
予約を管理する					
7. 自分で外来の予約をとっていますか					
8. 医師の指示に従って、検査や定期健診を受けていますか					
9. 受診のための交通手段を自分で確保していますか					
10. 体調にいつもと違う変化(アレルギーなど)が起きたとき、医師に連絡していますか					
11. 自分でお金(お小遣いや家計、クレジットカードなど)の管理をしていますか					
12. 健康について気になることがあるとき、医師に連絡していますか					
13. 外来の全て、あるいは一部を一人で受診していますか					

※1　「医師に処方せんを書いてもらうこと」や「薬局に行って薬をもらう」ことなどをイメージしています
※2　「初めてかかる医師や薬局で聞かれた時」などをイメージしています

てんかん患者の転科や移行期支援のツールとしては、国際抗てんかん連盟（ＩＬＡＥ）で「新しい神経科医・てんかん専門医に伝える10のこと（10 things to tell new neurologist or epileptologist)」を公表し、日本語訳も公開されています。

中学生くらいの子どもには少し難しい内容もありますが、10の項目について患者自身がすべて記述（説明）できるようになれば、成人診療科への移行もスムーズになります。

新しい神経科医・てんかん専門医に伝える10のこと／ＩＬＡＥ２０２２

①私のてんかんは焦点性／全般性です。

・発作が起きたときの症状について、本人または付き添い者が表記してください。

②私が初めて発作を起こしたのは……。

③私の現在の発作の頻度は……。

・発作日誌を持っている人は持参してください。

④私は……のために……の状態になったことがあります（分かっている場合）。

⑤私はＸ、Ｙ、Ｚの薬を飲みましたが、Ｘ、Ｙはあまり効きませんでした。

⑥発作が止まった／悪化したときに、Ｘの薬を飲んでいました。

・覚えているか、記録に残っていれば、その量も書いてください。

⑦Ｘ、Ｙ、Ｚの薬にアレルギーがあります／内服できません。

・あなたが経験した副作用を正確に思い出して教えてください。

⑧発作の家族歴。

⑨脳波、ＭＲＩ、その他の検査を受けたところ。

・結果がある場合は持参するか、電子版を共有してください。

⑩私は、手術／神経刺激／ケトン食療法を受けたことがあります。

・手術のおよその日付や食事療法をしている（していた）期間を書いてください。

これらの項目は少なくとも診療情報提供書に記載があることが望ましい内容となりますので、私はいつも医師向けの講演会で紹介しています。

移行期患者の保護者との付き合い方

移行期の患者教育で大切なのが、保護者にも移行の必要性を理解してもらい、協力してもらうことです。私の実感でも、小児科医が思春期の患者の移行期医療を進めようとしても、保護者が〝子離れ〟できていないケースは少なくありません。

例えば小・中学校の修学旅行などで、本人は自分で薬を忘れずに飲むから行きたいと主張していても、保護者が、親と離れるなんてできるわけがない、とか、宿泊なんてもってのほかだ、などと過剰に保護してしまうことがあります。しかし、子どもが成長・自立していくためには、多少のリスクがあっても経験していかなければならないこともあります。そういうときは子どもが保護者から離れることが大事であり、私は医師として、本人も行きたいと言っているので意思を尊重しようと保護者に促すこともあります。子を守る立場の親としてたいへん苦しい決断であることは、私も子をもつ親ですので重々理解できます。しかし、交通事故に遭う可能性がゼロではないから外出させないという選択肢は現実的ではありません。リスクをゼロにすることはできなくとも、でき得る限りリスクを低減したうえで、本人の希望する社会経験を得られるように支援することが私たち大人の責務であるはずです。

普段の外来診療でも、保護者中心の診療から、徐々に子ども主体の診療にしていけるように親子にアドバイスをしています。

具体的には、診察にはできる限り子ども本人を参加させ、症状を本人に語らせるようにし、検査結果や今後の方針については、主治医から本人に説明してもらう、主治医から治療方針の選択肢を提示されたら、本人に決定権をもたせる、などです。また本人と一緒に内服薬の管理や発作の記録もしていくようにして、最終的には本人が自分で管理できるようにしていってもらいます。

「親離れ、子離れ、さらにはなんでも屋としての小児科医離れ」は、移行支援における重要なキーワードの一つです。

保護者はこれまでわが子のために献身的に尽くしてきたわけですから、移行に不安を覚える心情はもちろん理解できます。不安を受け止めつつ、思春期以降は子どもを後ろから見守り、自立を応援していくのが親の役割と伝えていくとよいと思います。

小児期発症慢性疾患の移行期医療②
成人期に向けての医療連携体制の構築

小児科医だけで患者を抱え込まないことが重要

成人期に向けての医療体制づくりで大切な第一歩は、小児期発症の患者を診ていた小児科が成人診療科に積極的に働きかけをしていくことです。

成人になっても小児科医が一人で診療継続している状態は、患者にとって最善の医療であるとはいえません。小児科医は、成人疾患や成人後の社会生活支援に必ずしも精通しているわけではありません。また小児科医だけが患者を抱え込んでしまうと、年齢にふさわしい社会性の発達や患者の人格の成熟を妨げてしまう可能性もあります。

すべての患者は、継続して良質な医療を受け続ける権利があり、年齢や成熟度に見合った質の高い生活を送る権利があります。患者が成人期を迎えても良質な医療を受け続けられるように、その人らしく生活を送れるように支援するのが私たち医療者の役割です。

図６　望ましくない移行と、望ましい移行

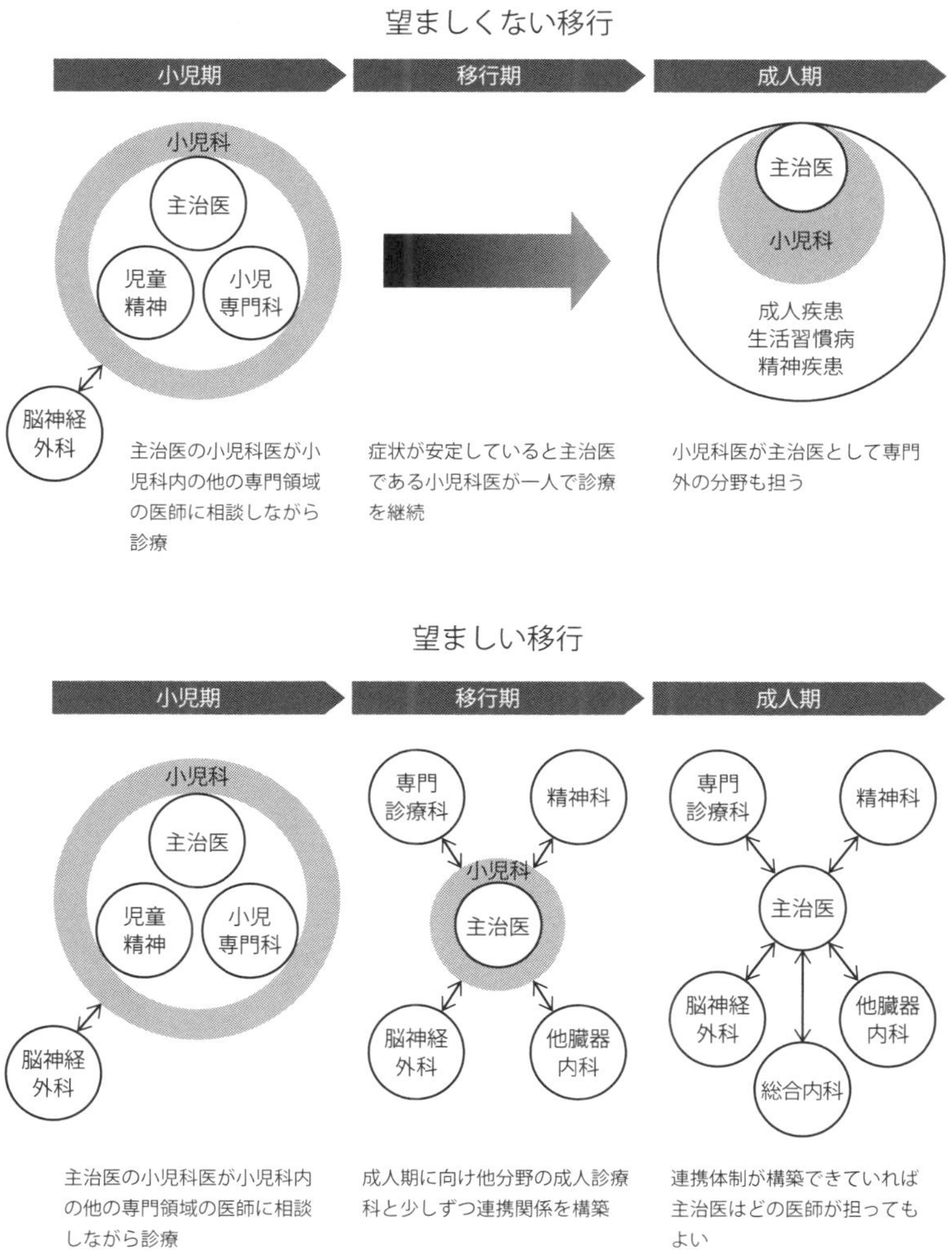

そのため、これまで小児科医としてありとあらゆる相談に乗っていた患者でも、小児科年齢を超える頃からは、専門外の領域に関することはきちんと成人診療科と連携体制を築いていくことが大切です。

日本小児科学会が提言する移行期医療の3パターン

具体的にどのように連携体制を築けばいいのかは、患者の状態や地域の医療体制によって異なります。

２０１４年に日本小児科学会が発表した「小児期発症疾患を有する患者の移行期医療に関する提言」では、患者個人の特性に合わせた移行様式として次の３つが挙げられています（〔　〕内は提言より引用、一部筆者が要約）。

① 一定の段階を経て、完全に成人診療科に移行する
〔気管支喘息の患者を小児科から呼吸器内科へ、糖尿病の患者を小児科から糖尿病内科・内分泌内科などへ引き継ぐような場合〕

② 小児科と成人診療科の両方にかかる

〔特定の臓器系統に関する先天性の疾患や障害については小児科医が継続的に診療し、ほかの健康問題については成人診療科に引き継ぐ。例えば先天性脳障害に伴う脳性麻痺の経過観察は小児神経科医が行い、ほかの健康問題は内科などの成人診療科が扱う、など〕

③小児科が継続して診療する

〔先天性代謝異常や染色体異常のような全身性疾患の患者、また知的障害や発達障害を有する患者で適切な紹介先が見つからないような場合。ただし、病状が悪化したときの入院先確保や、成人期に発症する生活習慣病や心血管疾患、悪性腫瘍などの診断等のため、必要に応じて成人診療科の応援が望まれる〕

小児期発症神経疾患の移行期医療では、自立を目指すことのできる患者では①の完全な成人診療科への移行も可能です。ただし小児科に代わり、成人診療科の専門医が一人ですべてを診るというわけではなく、併存症の診療科や精神科などの複数の診療科による連携はやはり必要です。

①~③のいずれにしても、てんかんの場合には小児科医だけ、あるいは単一の成人診療科だけで診療をしていくのは困難です。やはり移行期から地域の各医療機関、各専門の医

師たちが協力し、医療連携体制を築いていかなければなりません。

小児慢性疾患の移行において必要な4つの医療機能

成人期に達した小児慢性疾患患者を地域で支えていくために必要なのは、次の4項目の医療機能だと私は考えています。

医療機能① かかりつけ医（外来・在宅医療）……普段の健康観察や薬の処方などを行う。身近で相談しやすい存在として日常的な患者の健康管理を行い、必要に応じて専門医とも連携して診療に当たる。

医療機能② 専門医……専門性を要する診療を行う。例えばてんかん患者であれば、発作の評価や処方の見直し、てんかんに特有の生活指導などを行い、必要に応じててんかんセンターのような、より高度な検査・治療を行う医療機関と連携する橋渡し役も担う。

医療機能③ 併存症の診療に当たる診療科……精神症状がある場合は精神科、高血圧は循環器内科、糖尿病は糖尿病・内分泌内科、関節や骨格筋症状は整形外科など。

医療機能④　救急や入院対応に当たる医療機関……てんかん患者の場合、繰り返す重積発作による緊急入院などに備え、救急や入院対応を行う医療機関を必ず確保しておく必要がある。

患者の病状と地域の医療体制に合わせ、４つの医療機能を確保することを考えて連携先を検討していくと、良質な医療を切れ目なく提供できる体制を構築できます。

ただし成人期のてんかん診療等では、多くの医師が関わるほど、責任が分散しやすくなります。連携する医師のなかで誰が中心的な役割を果たす主治医機能を担うのかを、必ず明確にしておく必要があります。

私はしっかりとした診療連携体制さえ整っていれば、主治医は誰が担ってもよいと思っています。自立した生活ができる成人のてんかん患者の場合、主治医は地域の一般内科医などのかかりつけ医でまったく問題ありません。てんかん診療に関して、てんかん専門医を年1回受診するような体制があれば、十分に日常管理ができます。

成人診療科への完全な移行が難しい患者では、てんかん以外の成人診療科との連携体制を構築していれば、なんでも屋の総合診療医としてではなく「主たる疾患に関する豊富な専門的知識を有する医師」として小児科医（てんかんや小児期発症神経疾患であれば小児神経科医）が主治医を継続してもよいのではないかと思います。小児科医が診療を継続していても、成人患者に必要な専門診療科との連携が十分に取れていて、救急対応のあり方などが明確になっていれば、患者のデメリットを最小限に抑えられます。

医療機関ごとの役割と、機能的な「病診連携」

移行期医療では、私のクリニックのような専門クリニックの果たせる役割は大きいと私は考えています。

てんかんの場合、成人の患者を診療できる専門医は数が少ないだけでなく、所属にも偏りがあります。てんかん専門医は総合病院や専門病院といった高次医療機関に所属していることが多く、東京都でさえ主に診療所に所属するてんかん専門医は約20人しかいません（2021年10月現在）。高次医療機関で勤務している専門医は、特殊な検査や入院治療を必要とする患者への対応が中心になり、患者の日常管理や生活支援に当たるかかりつけ医とは、役割や機能が異なります。

そこで小児期からてんかんや小児期発症神経疾患を診療してきたてんかん専門医や小児神経科医が、診療所所属の専門医となれば、小児期発症神経疾患のかかりつけ医として移行期・成人期の日常管理をサポートできます（医療機能①②）。また診療所という立場であれば、総合病院の成人診療科ともつながりをもちやすいというメリットもあります（医療機能③）。さらに病診連携で、緊急時の対応や診療所では実施できない検査を高次医療機関に依頼することもできます（医療機能④）。

このような形であれば、それぞれの医療機関の役割が非常に明確です。かかりつけ医でもある専門医が主治医となり、必要に応じて地域の他診療科の医師、高次医療機関の医師と連携していけば、関わる医師がそれぞれに専門性を発揮しながら安心して診療することができます。もちろん、患者にとって成人後も安心して治療や支援を受けられる、複数の医師が連携したセーフティネットとなるはずです。

診療ネットワークづくりの鍵となる情報共有

診療ネットワークづくりのためには、正確かつ円滑な情報共有や、日頃からの信頼関係づくりが重要なのはいうまでもありません。

図７　病診連携ツールの活用イメージ

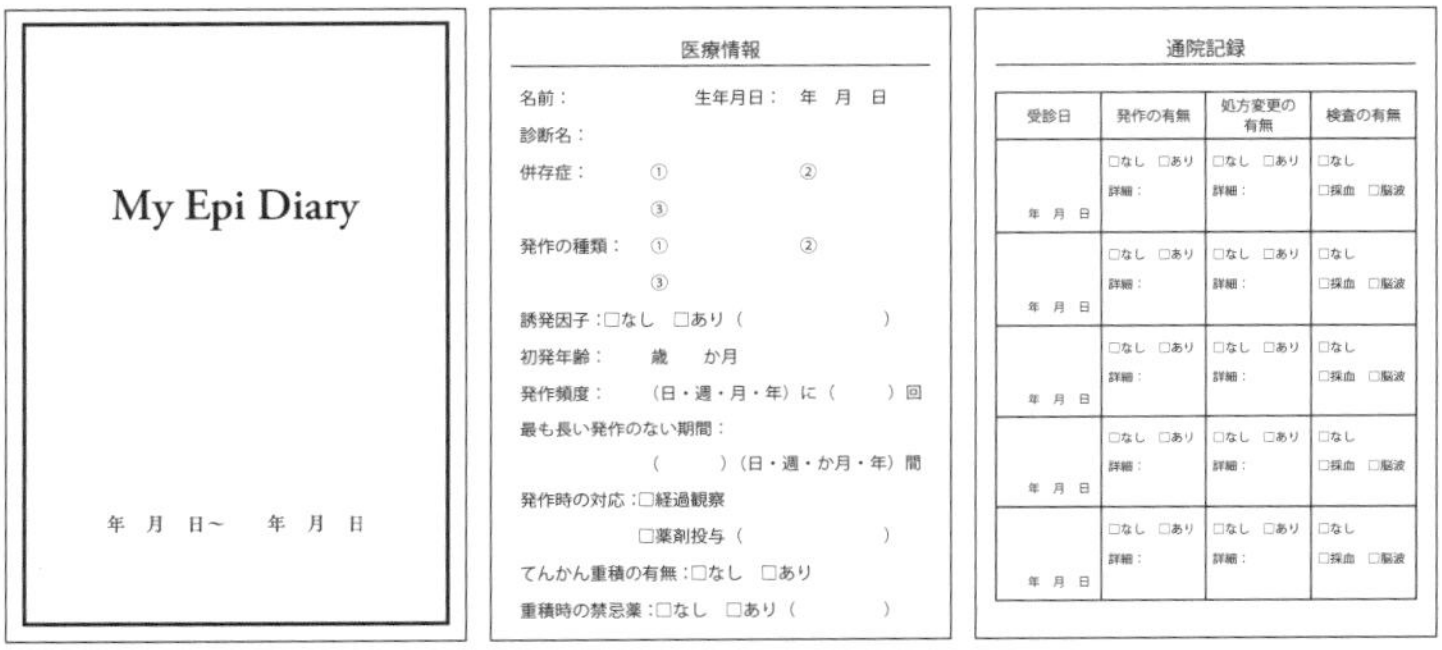

My Epi Diary

年　月　日〜　　年　月　日

医療情報

名前：　　　　　　生年月日：　年　月　日
診断名：
併存症：　①　　　　②
　　　　　③
発作の種類：　①　　　　②
　　　　　　　③
誘発因子：□なし　□あり（　　　　　）
初発年齢：　　歳　　か月
発作頻度：　　（日・週・月・年）に（　　）回
最も長い発作のない期間：
　　（　　）（日・週・か月・年）間
発作時の対応：□経過観察
　　　　　　　□薬剤投与（　　　　　）
てんかん重積の有無：□なし　□あり
重積時の禁忌薬：□なし　□あり（　　　　）

通院記録

受診日	発作の有無	処方変更の有無	検査の有無
年　月　日	□なし　□あり 詳細：	□なし　□あり 詳細：	□なし □採血　□脳波
年　月　日	□なし　□あり 詳細：	□なし　□あり 詳細：	□なし □採血　□脳波
年　月　日	□なし　□あり 詳細：	□なし　□あり 詳細：	□なし □採血　□脳波
年　月　日	□なし　□あり 詳細：	□なし　□あり 詳細：	□なし □採血　□脳波
年　月　日	□なし　□あり 詳細：	□なし　□あり 詳細：	□なし □採血　□脳波

著者作成

私の場合、小児科から移行期のてんかん患者、小児期発症神経疾患患者の紹介を受けた場合は、総合病院の脳神経内科や救命救急科などの成人診療科にあらかじめ救急対応を依頼することがあります。救急受診に備えて「My Epi Diary」というお薬手帳サイズの小冊子を独自に作成し、患者に渡し記入してもらっています。

これは簡単な通院の記録と発作の有無、薬剤調整の内容、血液検査や脳波検査の結果などについて毎回記入するものです。診療情報提供書を渡せない救急受診の際に、担当医が診療内容を簡易的に確認できることを目的としています。

最近では「nanacara」などの服薬やてんかん発作を記録できる個人健康情報管理（PHR）アプリがあり、医師とも情報を共有できるものもあります(nanacara for Doctor)。こうしたＰＨＲアプリを活用して情報共有をすることも有効です。

私は、内科や精神科など地域の医療機関に患者を紹介するときには、丁寧で分かりやすい診療情報提供書の作成を心掛けています。てんかんの場合はてんかん分類までしっかり書き、そうでないときは、脳波検査をしたものの異常はなく、不整脈が疑われるので検査を依頼したいなどということを明記し、てんかん診療や脳波検査という自分の専門性、得意分野を盛り込むようにしています。

そうすることでスムーズな診療につながりますし、地域のなかでも私のクリニックでてんかんや小児期発症神経疾患を高度に管理していることをアピールでき、最近は直接面識のない医療機関からも紹介が増えてきています。

てんかん専門医とのつながりをつくるには、全国のてんかん診療医や医療機関を掲載した「てんかん支援ネットワーク」も参考になると思います。

２０２１年度には全国23都道府県に「てんかん支援拠点病院」が設置され、国立精神・神経医療研究センター（ＮＣＮＰ）にてんかん全国支援センターが設置されています。こうした拠点病院には、てんかん診療支援コーディネーターというてんかん診療ネットワークづくりの専門職がおかれている場合もあります。そうした専門職に情報提供を受けたり、連携を相談したりするのもいいと思います。それぞれの地域で誰一人取り残さない医療連携体制を構築していくことが望まれています。

また、さまざまな問題が報道されてはいますが、今後はマイナンバーカードの用途拡大により個人の健康情報の医療機関同士での移行や共有が進んでいくと想像しています。さらに国民共通カルテの登場により移行に伴う診療情報の喪失も徐々に解決していくのではないかと期待しています。

より良い診療のために
ＩＣＴや便利なサービスの活用により業務の効率化を

外部のネットワーク構築と同様に重要なのが、院内業務の効率化です。私が現在のクリニックを開業したときの経験を紹介します。私は2児の父なのですが、1人目の子が生まれたときは勤務医であったため残業や当直もあり、妻が時短勤務をしてくれていました。妻は２人目が生まれたらフルタイム勤務で復帰したいと希望していたこともあり、私が開業することで妻もフルタイムで復帰しやすくなるのではないかと思いました。そして、開業直後に第２子が誕生し、約１年の育休を経て妻は職場に復帰しました。

平日は妻の帰宅が深夜になることも多いため私が保育園に２人の子どもの送迎をし、夕食を食べさせて寝かしつけまで対応しており、勤務医のような残業はできません。一方で、開業すると診療だけをしていればいいわけではなく、スタッフの勤怠管理や給与計算などのバックオフィス作業も大量にあります。私は、自分の得意とするＩＣＴ（情報通信技術）をフル活用して育児に充てる時間を確保することにしました。また有病率の低い疾患が対象の専門診療に特化したスタイルで収益性が非常に低いため、生活費を確保するため広告費などの経費をできるだけ低く抑える努力をしました。

てんかん診療では、街中に看板広告を幅広く出せばよいものではありません。私は無駄な広告にはいっさいお金をかけず、これまでの趣味を活かしてクリニックのホームページの運営と制作はすべて自分で管理しています。てんかん、脳波検査といった検索ワードで検索上位となるようにＳＥＯ対策も行いました。そのためコストはドメイン管理料とレンタルサーバー使用料で年間１万円程度で済んでいます。

診療後の残業になりがちなカルテ記載では、クラウド型電子カルテを導入しました。自宅からも電子カルテにアクセスでき、帰宅して子どもを寝かしつけたあとなどにカルテ記載や翌日の予習ができるので便利です。スタッフの勤怠管理や人事労務・給与計算、会計などもクラウド型バックオフィスアプリを使用し、ＡＰＩ連携でデータの受け渡しもほぼ自動で行っていますので、自分で行う作業としては内容の確認と微調整で済んでおり、煩雑なバックオフィス業務もかなり省力化できています。節約できた経費はより患者のためとなる事業に投資できますし、節約した時間は講演会や論文執筆などの移行期医療の啓発活動に費やすことができています。さらに細かいところでは、クリニック内の掃除も掃除ロボットに任せて自動化しています。掃除ロボットを走らせるために床に物を置かないなど、院内の整理整頓にもつながりますし、スタッフはトイレや高い場所など気になったところだけを掃除すればよいので、スタッフの業務の軽減・時短にもなっていて好評です。効率化・省力化によって生まれた余力や時間を、より質の高い診療やワークライフバランスのために使うことができれば、患者にとっても私たち医療関係者にとっても有意義ではないかと思っています。

第 4 章

知的障害・身体障害の有無によって異なる患者に合わせた移行期医療

移行を難しくする併存症

成人診療科への移行期患者のなかでも、併存症のある人は、併存症のない人に比べて移行に困難が多くなります。てんかんや小児期発症神経疾患の患者に多い、移行を難しくする併存症には次のようなものがあります。

- 知的障害
- 脳性麻痺
- 染色体異常、遺伝子異常
- 脳の構造的異常
- 複数の臓器にわたる合併症（循環器、内分泌、腎臓疾患など）

脳性麻痺や染色体異常、遺伝子異常、脳の構造的異常といった基礎疾患がある人では、服薬によって発作が抑えられていても、知的障害などによる行動の問題が目立つことがあります。知的障害があっても介助者の付き添いがあれば成人診療科に転科できる人もいますが、一方で慣れない環境では待合室で騒いでしまったり、脳波などの検査を受けるときにも鎮静が必要となったりします。自傷や他害などの問題行動によって移行・転科が難しくなることも少なくありません。

またこうした基礎疾患のある患者は、生まれながらに重い身体障害をもつケースもありますし、成長とともに徐々に運動機能の低下や麻痺、変形などの症状が進んでいくこともあります。体格も年齢に比して小さいことが多く、検査や入院治療、緊急時などで成人診療科では対応がしにくいことが多くなります。

医療的ケアの有無も、移行のしやすさに影響します。小児期発症神経疾患の患者では嚥下や呼吸機能の低下により、人工呼吸や経管栄養などの医療的ケアを必要とする人がいます。医療的ケアの管理は小児神経科医の得意分野ですが、小児期からの医療的ケアに慣れている成人診療科の医師はあまり多くありません。在宅医療に従事する医師ですら「医療的ケア」という言葉をよく理解していない人もまだまだ多くいます。また医療的ケアがあることで保育施設や学校、職場などの受け入れ先が限られることも多く、日常生活・社会生活面の継続的な支援が欠かせません。

複数の臓器にわたる合併症がある患者は、成人診療科では受診する診療科が多くなり、患者側の通院の負担が大きくなります。また複数の診療科の医師のなかでどのように情報共有をするか、連携のイニシアチブを取る主治医を担うのはかかりつけ医か主たる疾患の診療科の医師かなど、個々に最適な連携体制を考えていく必要があります。

医療や福祉におけるニーズは、知的障害と身体障害の有無により大きく変わってきます。

そこで、知的障害と身体障害（肢体不自由）の有無の組み合わせから「知的障害なし・身体障害なし」「知的障害なし・身体障害あり」「知的障害あり・身体障害なし」「知的障害あり・身体障害あり」という4つのパターンについて、移行の際に生じやすい問題や移行を進めていくうえでの考え方を整理するとよいと思います。ただし、医療的ケアの有無はそれらとは別の枠組みで考える必要があります。

パターン①　知的障害なし・身体障害なし
転科は進めやすいが、安易なＤＯ処方も多い

小児期発症神経疾患患者で、知的障害や身体障害のない人は、成人診療科への「転科」が最も進めやすいタイプです。主な転科先は成人の脳神経内科、脳神経外科、精神科などですが、地域の一般内科が薬の処方を継続していくという形も多く見られます。

「転科」がしやすいとはいえ、このパターンの移行に問題がないわけではありません。「転科」とあえてカッコを付けたのは、「転科」＝「移行」になっていないことが多いからです。小児科から紹介を受けて治療を引き継いだまま、安易なＤＯ処方（前回と同様の処方）をしているだけのことが多く、必ずしも適切な経過のフォローや治療の評価がなされているとは限りません。妊娠が可能な年齢の女性に胎児への影響が懸念される薬剤が処方されていても特に妊娠・出産に対する指導や治療内容に対する助言もされなかったり、運転免許の取得や更新についても適切な指導がされていなかったりすることをしばしば見かけます。

ただ、専門外の医師が引き継いだ場合に治療の評価や調整、てんかんなどの疾患特有の

生活指導などまで行うのはなかなか難しいとも思います。可能であれば、小児科で移行する前に妊娠・出産などに影響が少ない処方や長期投与による影響の少ない処方に切り替えたうえで、発作の再発がないことを確認。さらには運転免許や就労に関する意向を確認して指導したのちに、成人診療科へ引き継ぎを進めていけると理想的です。

専門外の医師に日常管理を移行する場合は、発作の状況や処方の内容、投与量が適切かどうか、移行後の診療の方針等について定期的に専門医の評価を受けられるようにしておくとよいです。私自身も専門医として地域の成人のてんかん患者について他院から「てんかんの薬の評価を依頼したい」「薬の見直しだけお願いしたい」という依頼を受けることも多く、快く協力しています。

また初診時に発作が落ち着いている人でも、年齢やライフステージの変化によって再発リスクが上昇したり、成人後になって新たな副作用や併存症が表れてきたりするケースもあります。普段は専門外のかかりつけ医の管理で問題がない人も、少なくとも年に1回はてんかん専門医が診療をするといった連携体制を築いておくと安心です。

パターン② 知的障害なし・身体障害あり
身体障害があることで、移行がしにくいことも

次に、知的な障害はなく身体の障害（肢体不自由）のみのケースです。

周産期の低酸素性虚血性脳症や新生児期の核黄疸による脳性麻痺などでは、知的障害はなく運動機能の障害だけが生じることもあります。

また脊髄性筋萎縮症（ＳＭＡ）や筋ジストロフィーなどの神経筋疾患により肢体不自由となっている方もこのパターンに分類できます。こうした神経筋疾患の患者は、以前は成人を迎えることがなかなか難しかったのですが、種々の治療薬の開発や医学的管理の進歩により、症状の進行を抑えつつ成人を迎えられる方が増えてきています。

このような基礎疾患による身体障害がある患者では、疾患の理解や生活の管理は本人の力でできることも多いことから、できる限り成人の脳神経内科への移行を検討していくといいと思いますし、筋ジストロフィーなどは脳神経内科でもなじみのある疾患で比較的移行はスムーズかと思います。

ただ、脳性麻痺などは独特の筋緊張の治療が必要なこともあり、神経筋疾患では近年承認されたばかりの特殊な治療薬を使用していたりする場合、なかなか対応ができる成人診療科が見つからないこともあります。そういう場合は、日常管理は成人診療科に移行しつつも、小児神経科医が専門的な診療を並行して継続するといった、小児神経科と成人診療科とで「併診」という形を取ることも現実的な対応策になります。また医療的ケアを要する患者や、重度の身体障害で通院が難しい患者では、訪問診療医（在宅医）との連携も必要になってきます。

身体障害（肢体不自由）がある人は障害の状態が見えやすく、福祉の支援にはつながりやすいといえます。神経筋疾患の多くは国の「指定難病」に分類されており、成人期にも指定難病医療費助成制度を利用することができます。また身体障害（肢体不自由）の程度に応じて身体障害者手帳の交付を受けると、障害者枠での就労や一部税金の控除、福祉用具購入費や住宅リフォーム費の助成、交通費の割引サービスといった福祉サービスを受けることができます。

最近では各種センシング技術と連携したＩＣＴやＡＩなどを活用して機器操作をするこ

とにより、在宅で仕事をするといった働き方も可能になってきています。「身体障害があるから就労できない」ではなく、身体障害があっても自立したその人らしい生活を送れるように支援をしていく姿勢が求められます。

パターン③ 知的障害あり・身体障害なし

知的障害があっても、医療につながっていない人もいる

３つ目は運動機能には問題がない一方、知的障害があるケースです。知的障害がある患者では、成人後も本人の力だけで受診や生活をしていくことは困難です。日本小児科学会の「小児期発症慢性疾患を有する患者の移行期医療に関する提言」でも、「知的障害・発達障害を有する患者への対応」で次のような説明が見られます。

「重度の知的障害（ＩＱ40以下）では成人期に達しても、身の回りの危険を察知、回避して自らの安全を確保する能力がない。検査や注射の意味を理解し、医療者の指示に従うこともなかなかできない。とりわけ自閉症を合併すると、非日常的な（慣れていない）場面でパニックに陥りやすく、暴れたり物を壊したりすることも稀でない。（中略）成人期に

は肥満および生活習慣病のリスクが高くなるが、介入が困難になりがちである」
「中等度・軽度の知的障害（ＩＱ40〜70）では、成人期にいたっても自己決定権の直接の行使が困難であることが多く（中略）、また知能が境界域（ＩＱ70〜85）の場合には、患者自身が行使する自己決定権を尊重することになるが、判断能力が乏しいため医療関係者はしばしば多大な労力を要する」

知的障害の症例として多いのは、染色体異常症の一つであるダウン症です。ダウン症もかつては長く生きられない病気と考えられていましたが、今では平均寿命は60歳を超えています。患者の高齢化に伴い、移行期医療の必要性が叫ばれていますが、現状は小児科で診療継続しているケースも多く見られます。

２０２１年4月に日本ダウン症学会が「ダウン症候群のある患者の移行医療支援ガイド」を発表しています。そこではダウン症の人はほかの知的障害の人に比べ問題行動が少なく、ＩＱ30程度の重度知的障害があっても日常生活は自立している人が多いこと、そしてダウン症では成人後も多岐にわたる合併症があることを挙げ、遺伝診療部門を中心に、成人診療科へと移行していくのが望ましいとしています。

遺伝診療を専門とする医師に移行できればよいのですが、私は総合診療医が全身管理をしながら、循環器内科や呼吸器科、内分泌内科などの成人診療科と適宜連携をしていく形がよいと思います。一般内科の医師の対応が難しいようなら、主治医は「基礎疾患の専門家」としての小児科医が担当することも可能です。ただし、その場合はなんでも屋の小児科医として抱え込まず、きちんと併存症については各成人診療科と連携体制を構築すべきです。

また、知的障害を有する患者は自閉スペクトラム症や注意欠如・多動症といったいわゆる発達障害を併発していることも多く、過度のこだわりや対人関係・コミュニケーションの障害、食事・睡眠の障害など、行動上の問題が大きいのが特徴です。それによって進学や就労など、社会生活に困難を抱える人も多いです。そのため、成人後は精神科との連携が重要になってきます。

知的障害があっても日常生活にあまり困り事がなく身体的にも健康で過ごしている場合、通院している医療機関がなく主治医がいない人がいます。症状が落ち着いていても、成人後に一人で自立した生活が難しい場合は障害年金などの公的扶助を受ける必要があり、そのときにはどうしても医師の診断書が必要となります。医師の診断書が必要になってから、以前診断を受けた小児科に行っても「成人は診られない」「5年以上経過しているのでカルテが残っていない」などと言われます。また、成人の精神科などにいきなり行っても「経過が分からないので対応できない」と言われてしまいます。障害年金の診断書の中身自体は、「本当に医師が記載する必要があるのだろうか……」と疑問に思うような内容ではあります。しかし、医師が書かなければならない決まりになっています。私のクリニックでも、移行した直後に障害年金の診断書が必要になり、これまでの生活状況などを家族に詳しく聞き直さなければならないケースが多々ありました。患者とその家族には困り事がなくてもいざ医師の診断書が必要になるときに備え、主治医のもとを年に1回程度は通院するべきだと思います。また、最近では小児神経科医のなかでも移行期医療に対する意識が高まっており、あらかじめ主治医が障害年金の診断書を作成してから移行の紹介が来るということも増えています。

ただし、障害年金の診断書の作成方法自体がA3両面で手書き対応とたいへんアナログであり、障害年金以外のサービスの診断書も同じような内容を毎回記載しなければならず、デジタル化など診断書のあり方の見直しが必要であると感じています。さらに障害福祉サービスに記載する医師の診断書の内容については、マイナンバーに紐づけ行政や年金事務所で連携して迅速にサービスを提供できるようにするなどの対応も今後検討されるべきだと思います。

パターン④ 知的障害あり・身体障害あり

最も移行が困難。訪問診療医との連携も検討を

知的障害と身体障害（肢体不自由）を併せ持つパターンです。障害の程度の評価では大島分類が用いられることが多いですが、次ページのような分類で1～4に該当する人、ＩＱでいえば35以下、日常生活動作では「座れる」から「寝たきり」、という状態の人は重症心身障害児（者）と分類されます。

重症心身障害の原因は多岐にわたり、周産期トラブルによる重い脳性麻痺もあれば、先天性ミオパチーなどの神経筋疾患、先天代謝異常症、てんかん性脳症などさまざまです。

このような重症心身障害の患者は、医療的ケアを必要としたり複数の併存症を有したりしていることも多く、最も移行が難しいケースです。患者の状態のみならず必要な医療や支援も個別性が高く、このような患者の診療に慣れた医師でなければ対応が難しいケース

図８　大島分類

						IQ
	21	22	23	24	25	70-80
	20	13	14	15	16	50-70
	19	12	7	8	9	35-50
	18	11	6	3	4	20-35
	17	10	5	2	1	0-20
運動機能	走れる	歩ける	歩行障害	座れる	寝たきり	

出典：『公衆衛生 35 巻 11 号、重症心身障害の基本問題』（大島一良、1971 年）

もあるのも事実です。

また、重症心身障害児（者）は自立が難しいと思われるかもしれませんが、一般的な健常児（者）の自立とは異なるものの、その人なりの自立に向けた支援はやはり必要となってきます。

重症心身障害児（者）であっても健常児と同様に適切な時期に親子の適切な分離が必要で、子に対する親の役割も変化していきます。主たる支援者も親や家族から他者・福祉に移行するために、成長段階に伴う発達課題に応じて親は関わり方を変えていく必要があります。未成年の場合、保護者の所得によって利用できる医療証が決まりますが、成人すると本人の障害や所得によって障害年金やマル障など利用できる医療証が変わってきます。社会福祉制度的にも親子は分離され自立していくのです。

「小児科学会の成人移行支援推進の提言」（２０２２年11月25日公開）『日本小児科学会雑誌１２７巻１号』（賀藤均ら、２０２３年）では、これまでの移行期医療という表現から成人移行支援という言葉の使用が提言されています。これはとても重要なことです。

重症心身障害児（者）の移行期医療では、小児科医が中心にならざるを得ないことも少なくありませんが、小児科医だけで抱え込まず、訪問診療医も含めた複数の成人診療科との連携を模索していくことが重要です。

また小児のうちは通院していても、患者が高校生くらいになると保護者も高齢化して通院が困難になり、訪問診療を考え始める家庭は少なくありません。できれば通院しているときから並行して訪問診療医にも介入してもらうようにしておくと、移行期になってからの診療体制切り替えがよりスムーズになると思います。

家族が訪問診療を希望していても、実際の患者の体験談を聞くと、小児科医側の意識を変えていく必要性も痛感しています。本来、訪問診療は「通院が困難な患者」であれば誰でも対象となります。高齢者で通院が困難になれば訪問診療の対象となるわけです。重症心身障害児（者）はたいてい通院困難な患者であり、私は全員訪問診療の対象であってよいと考えています。小児の在宅医療の受け皿が少ないことや、高度医療を必要とする患者が多いことから、長らく重症心身障害児は高次医療機関の小児科に通院するのが当たり前でした。そのような環境で診療を続けてきた小児科医のなかには、無意識に「通院させるのが当たり前」という考えをもっている人が多いように感じます。

しかし重症心身障害児の通院は、保護者の体力と気力、さらにはキャリアの犠牲などのうえに綱渡り状態で成り立っていることがほとんどです。主治医は可能な限り保護者の負担軽減のためにできることがないか常に考える必要があり、その際には訪問診療医との連携を選択肢として考慮すべきです。小児在宅医療に長けた訪問診療医が近くにいればいうことはありません。しかしまだ小児在宅を担う医療機関は少ないのが実情です。成人の訪問診療医であれば定期的に専門医の外来を受診する形で連携体制を構築していくことも考慮するとよいです。

私のクリニックの例では、私が訪問診療医として関わりながらてんかんセンターの医師が主治医としててんかんの管理をしているケースもあります。そのほかにも、成人の訪問診療医が日常管理をして私がてんかん専門医として外来で管理を担当しているケースまで、さまざまな連携の形を取って個々の患者に応じた理想的な医療連携体制の構築を日々模索しています。

障害児の進学・進路をどのように支援するか

障害児の支援においては、医療のみならず社会的な課題が数多くあります。

例えば、知的障害がある方の場合は、進学や進路についての悩みが多くなります。特に小中学校の進学に際しては特別支援学校や支援学級を選ぶのか、普通学級に進学するのかなどの判断を迫られます。この場合、普通学級が上で、特別支援学校・学級が下ということはなく、個々の子どもに応じた適切で必要かつ十分な教育を受けられる環境を第一に考える必要があります。

近年は、普通学級で障害のある子とない子が同じ教室で学ぶインクルーシブ教育も注目されていますが、まだ環境の整っていない日本においては必ずしもそれが望ましいともいえません。環境が整備されている場合はインクルーシブ教育が良いかもしれませんが、まったくそぐわない教室にただ座っているだけということになるより、個別に対応してもらえる特別支援教育を受けたほうが成長につながる場合もあります。小児科医は保護者、地域の教育委員会や教育機関とも連携し、本人の意思も踏まえ最適な進学先を選択できるように支援していくことが大切です。

学校卒業後もいろいろな進路があります。一般就労であれば一般雇用のほかに障害者雇用で働く方法もありますし、福祉作業所などでの福祉就労、障害者支援施設などで生活訓練や職業訓練などを受けていく場合もあります。就労が難しいケースや十分な収入が得られない就労形態の場合は障害年金の申請といった支援が重要になります。

本人や家族の希望を基に、かかりつけ医や専門医が協力して福祉サービスのために必要な診断書の作成や、日常の安全管理・生活指導を進めていくことが望まれます。

医療的ケア児は直近の10年余りで倍増している

医療的ケア児と呼ばれる子どもは直近の10年余りで倍増しています。周産期医療の進歩により、以前は救うことのできなかった命を救うことができるようになってきました。その一方で、ＮＩＣＵ（新生児特定集中治療室）等への長期入院を経て、人工呼吸器や経管栄養などの高度医療を常に必要とする状態で退院して自宅で過ごす子どもが増えています。厚生労働省の資料では、２０２１年時点で全国に２万人の医療的ケア児がいると推計されています。

しかし、知的障害や肢体不自由がなく、気管切開や経管栄養を必要としながらも元気に走り回ることのできる、いわゆる「動ける」医療的ケア児は、大島分類のような従来の障害分類に当てはまらず、障害者向けの支援から漏れてしまう例があることが指摘されてきました。

一方、痰の吸引などの医療的ケアができるのは家族と看護師など一部の専門職に限られてきたため、医療的ケア児の保護者は24時間体制でわが子をケアしなければならず、仕事

図９　在宅の医療的ケア児の推計値（0〜19歳）

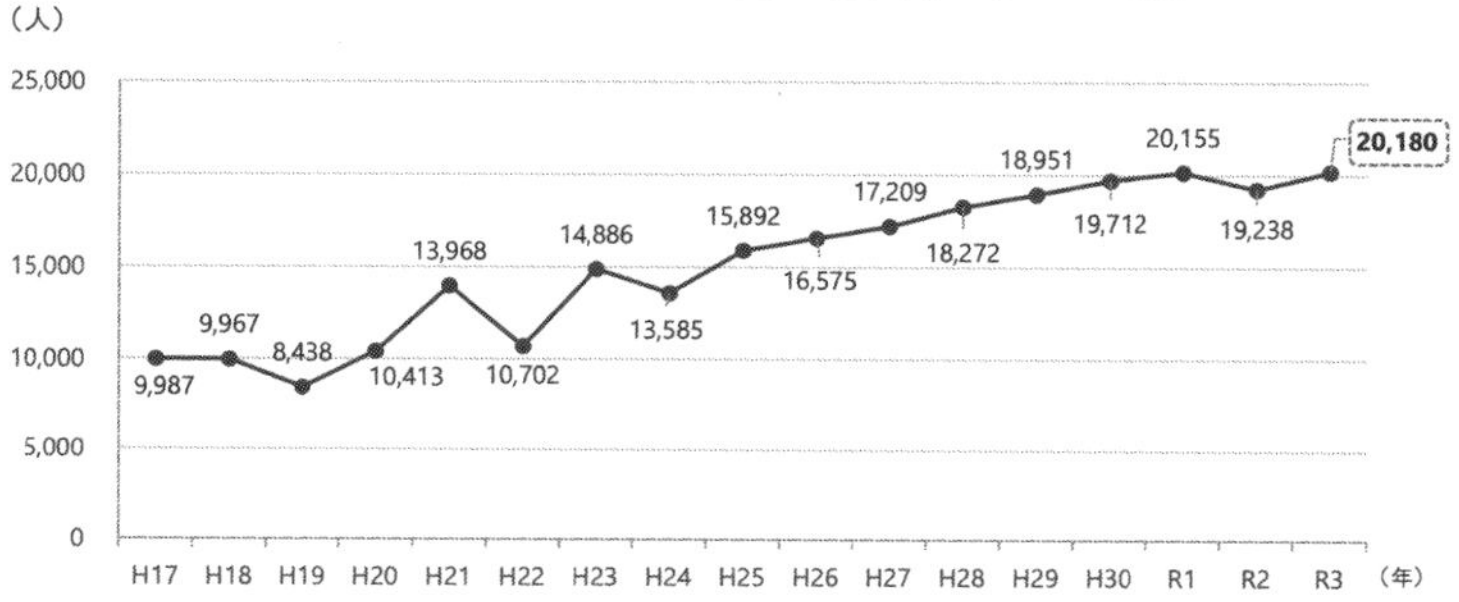

出典：厚生労働省「『医療的ケア児及びその家族に対する支援に関する法律』について」を基に著者作成

の継続が困難になったり、フルタイムでの勤務が難しかったりするケースが少なくありません。医療的ケア児を受け入れることのできる保育施設も少なく、保護者の就労への影響のみならず、医療的ケア児自身の学習や社会経験の機会喪失という意味でも大きな問題がありました。

これらの問題を改善するために２０２１年９月に施行されたのが、「医療的ケア児及びその家族に対する支援に関する法律」、通称・医療的ケア児支援法です。医療的ケア児の健やかな成長を図るとともに、家族の離職の防止に資すること、安心して子どもを産み、育てることができる社会の実現に寄与することを目的に制定されました。これまで努力義務とされてきた医療的ケア児の受け入れのための体制整備が責務へと変わったことで、今後は一般の保育施設や学校での医療的ケア児の受け入れが増加し、社会全体で医療的ケア児の生活を支えようという動きが進んでいくはずです。実際に法律の施行後は自治体の対応が大きく変わってきている印象があります。当然ながら、医療的ケア児もやがて成人していきますので、小児期に限らず、移行期・成人期にも切れ目ない支援を考えていかなければなりません。

第 5 章

病診連携によって
移行期を乗り越えた患者たち

介護保険を利用する以前の若い世代の在宅医療の充実を

医療的ケア児をはじめとする通院困難な若い世代の患者の支援では、在宅医療の拡充も欠かせません。

全国の在宅医療に当たる診療所を対象に日本医師会総合政策研究機構が実施した調査によると、調査に回答した1446施設のうち、小児科を主たる診療科として挙げた診療所は3・3％（48施設）に過ぎません。主傷病別に見た受け入れ状況では、回答のあった624施設のうち、幼い子どもを常時受け入れ可能としたのはわずか5・3％でした。半数近い42・1％の施設が子どもの受け入れはできないと回答しています。

在宅医療を必要とする通院困難な小児や若年患者は、日常生活に医療的なケアが必要不可欠となる医療依存度の高い医療的ケア児が多いです。必要とされる治療も高度で個別性の高いものとなります。人工呼吸器や酸素濃縮器、排痰補助装置などの医療機器は在宅医療を担う医療機関が高額なレンタル費を負担しなければなりませんし（診療報酬はついていますがほぼレンタル費と同額）、気管切開のカニューレや胃ろうボタンなどは定期的に交換しなければなりません。それにもかかわらず、物価の上昇に診療報酬が追いつかず交換するたびに赤字となる場合もあります。

高齢者の場合、在宅医療の患者が緊急時に救急病院を受診するということはあまり考えられません。しかし、小児や若年患者の場合は今後長期にわたって家庭で生活をすることを前提としており、急変時にも積極的な医療を希望されることが多いです。さらに体調不良時に連携病院に入院をすることも多いため、看取りを前提として在宅医療のみで完結することを想定している高齢者の在宅医療の場合とは考え方が大きく異なります。患者の入院により予定していた訪問ができない場合は、その分医療機関の減収となります。

以上のような点も対応可能な施設数が伸び悩む一因ではないかと想像します。小児や若い世代の患者の在宅医療に対応可能な医療機関を増やすためには、診療報酬の面でも国がいっそうの後押しをしていく必要があると思います。

高齢者の訪問診療ではケアマネージャーが医療と介護・福祉の情報を取りまとめ、介護支援計画を作成します。介護保険の対象前である若年の患者では、こうした医療・介護・福祉のコーディネートの中心的な役割を担う職種が必ずしも明確ではなく、情報整理や関係機関の連携が進みにくい面もあります。

基本的に各市区町村には、障害福祉サービスの利用計画を作成する相談窓口が設けられていますし、医療的ケア児支援法が施行されたことによって各都道府県で医療的ケア児支援センターが設置されるようにもなっています。こうした自治体の窓口の担当者とつながりをもち、関係機関との調整をしてもらうと、有効な診療ネットワークがつくっていけるのではないかと思います。現在各自治体にも医療的ケア児コーディネーターの配置された相談窓口の設置が進んでおり、今後は医療的ケア児の住む自治体で種々の相談ができるようになるのではないかと期待されます。

私のクリニックでは外来診療と併せて、開業して半年程度経過した２０２０年９月より、訪問診療を始めています。当初は開業して数年後、ほかの医師を雇えるようになったら訪問診療を始めようと思っていました。しかし新型コロナウイルスの感染拡大期には基礎疾患をもつ方たちは感染した際の重症化のリスクが高く、通院しにくくなったため、要望に応える形で手探り状態ではありましたが訪問診療をスタートさせました。

実際に始めてみると、私のクリニックのある地域では小児の訪問診療を専門とする診療所がなかったこともあり、小児や小児期発症の若い世代の人たちの訪問診療に対するニーズがとても高いことを実感しています。

てんかんや重症心身障害児（者）の診療は、オンライン診療とも相性がいい

てんかんや重い障害のある方の診療では、オンライン診療も非常に有用です。

私の専門であるてんかんの場合は「発作はありましたか？」「どんな様子でしたか？」「困ったことはありませんか？」という問診が診療のメインになるため、オンライン診療でもさほど精度を落とさずに診療することが可能です。患者にとっても、移動や人との接触といったリスクを避けて診察を受けられる大きなメリットがあります。コロナ禍での特例対応を経て、２０２２年の診療報酬改定でオンライン診療は全面解禁されました。それにより対面診療の約９割を算定できるようになったこともあり、今後はますますオンライン診療が拡大していくと思われます。

オンライン診療の最大のメリットは、通院や訪問診療のようにエリアに縛られることがない点です。専門医がいない地域の人も、簡単に専門医につながることができます。実際、

東京にある私のクリニックでも、都外からの通院患者のなかには検査のないときはオンライン診療を利用している人もいます。海外在住の方からのオンラインでの相談を受けたりもしています。特に遠方の人では、普段は地域のかかりつけ医や救急病院の医師に診療をお願いしつつ、定期的に私のクリニックで検査をしたりオンライン診療で対応したりといった連携体制も築けています。小児や若年の患者が往診を求めるのは、風邪のときや追加の処方が欲しいときなどです。そのようなときは必ずしも往診ではなくともオンライン診療で十分です。その点が高齢者の在宅医療と大きく異なる点となります。小児や若年の患者の場合保護者も現役世代の比較的若い人が多く、オンライン診療にも問題なく適応できます。

訪問診療を受けられている人に対しても、オンライン診療の併用はたいへん有効な手段となります。そもそも訪問診療は通院困難な患者に行うものなので、訪問診療の患者はおしなべてオンライン診療の恩恵を享受できます。特に小児や若年の患者は、呼吸が悪かったり注入が通らなかったりなど、何らかの医学的な介入が必要なときには、救急外来受診もしますし救急車を呼ぶこともあります。

こうした新しい技術や診療スタイルも駆使しながら、患者をサポートするネットワークを築いていければと考えています。

一方で、知的障害のある人は、移行後に自分で通院できる立地にある医療機関であることが望ましいです。たとえ治療が終了していても行政に提出するための診断書などの書類が必要になることが多いですし、中等度以上の知的障害の人の場合、施設に入所していたり行動の問題があったりして通院や処置が難しいことも多く、地域で顔の見える丁寧な医療連携を図る必要があります。

余談ですが、２０２２年1～2月のコロナ第6波の頃、感染者が小児にも広がり、私自身の子どもの保育園やスタッフの子どもが通う園や学校でも休園や休校が相次ぎました。私や家族、スタッフも、いつ誰が感染者や濃厚接触者になってもおかしくない状況となり、出勤不能になった場合に備えて、来院した患者をオンラインで診療することや、受付業務をリモートで行うシミュレーションをしていました。

その後、実際に妻と子どもが新型コロナウイルスに罹患して私も濃厚接触者となり、家族と自宅療養を強いられる状況に陥りました。そのときも、院外からのオンライン診療の実証実験をしていたおかげで、診療を止めることはありませんでした。

具体的には、連絡の付く患者には事情を説明して、通院からオンライン診療に切り替えてもらいました。連絡が付かずクリニックに来院された人には事情を説明して謝罪したうえで診察室に入ってもらい、診察室のカメラ越しに私が自宅からオンライン診療をしました。私のクリニックでは電子カルテはＣＬＩＵＳというクラウド型のものを使用しています。クラウド型電子カルテの特徴は、場所を選ばずに患者の診察やカルテの記載ができるという点にあり、それを最大限に活用しました。私以外のスタッフは出勤しているため、採血や脳波検査などは通常どおりにできました。自宅の私と院内のスタッフとのやり取りは普段からＳｌａｃｋというチャットツールを使用しており、リアルタイムにコミュニケーションを取りながらリモートで診療を行いました。

後日迷惑をお掛けした方々には謝罪しましたが、てんかんの薬は途切れさせることができない薬ですので、診療を止めることなく継続できたことは患者にとってもメリットは大きかったと思います。実際、多くの患者から感謝の言葉をもらいました。

移行期や成人期の患者のサポートの実際

２０２０年4月に開業した私のクリニックは、てんかんと小児期発症神経疾患を対象とした完全予約制の専門クリニックです。外来診療とともに訪問診療やオンライン診療を実施しています。てんかんや小児期発症神経疾患の専門医がいること、年齢や知的障害の有無にかかわらず脳波検査が可能なこと、移行期・成人期まで患者が良質な医療を受けられるように病診連携や移行支援を進めていることが特徴です。開業後は外来診療と訪問診療の2本柱で主にてんかんと重度障害児（者）の診療、特に移行期医療と地域における医療連携体制の構築に取り組み、２０２３年3月に医療法人社団を立ち上げ、同年5月より法人開設クリニックとして再出発しています。医療法人社団は、以下の理念を掲げています。

パーパス
障害を抱えて生活する患者とその家族様が、安心して自分らしく生きられる社会を医療から実現する

ミッション
小児と成人、診療所と病院、医療と社会の「かけはし」となる

ビジョン
患者にとって必要な医療を、医療連携とチーム医療により包括的に提供し「かけはし」となってつなぐハブとなる

図 10　当院のてんかん患者の年齢分布、てんかん症候群分類

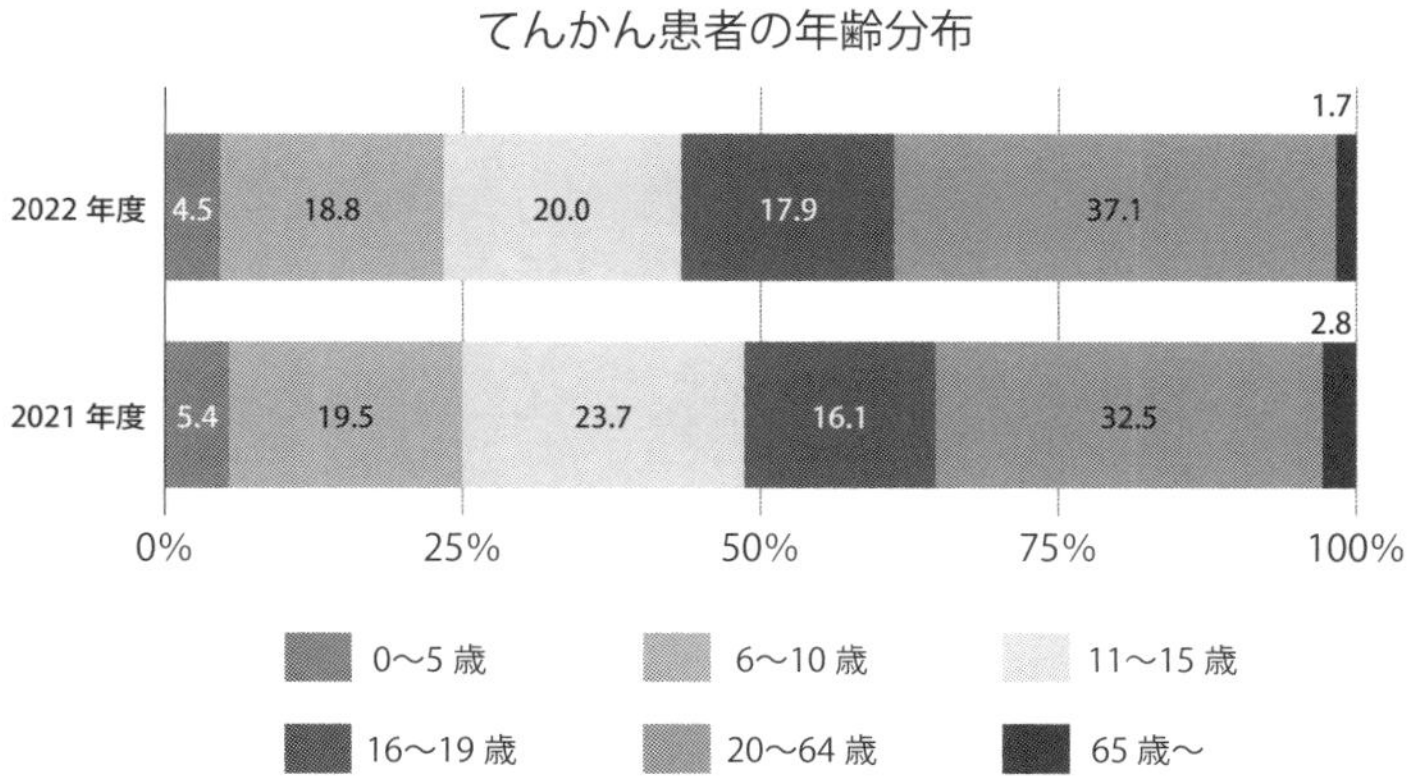

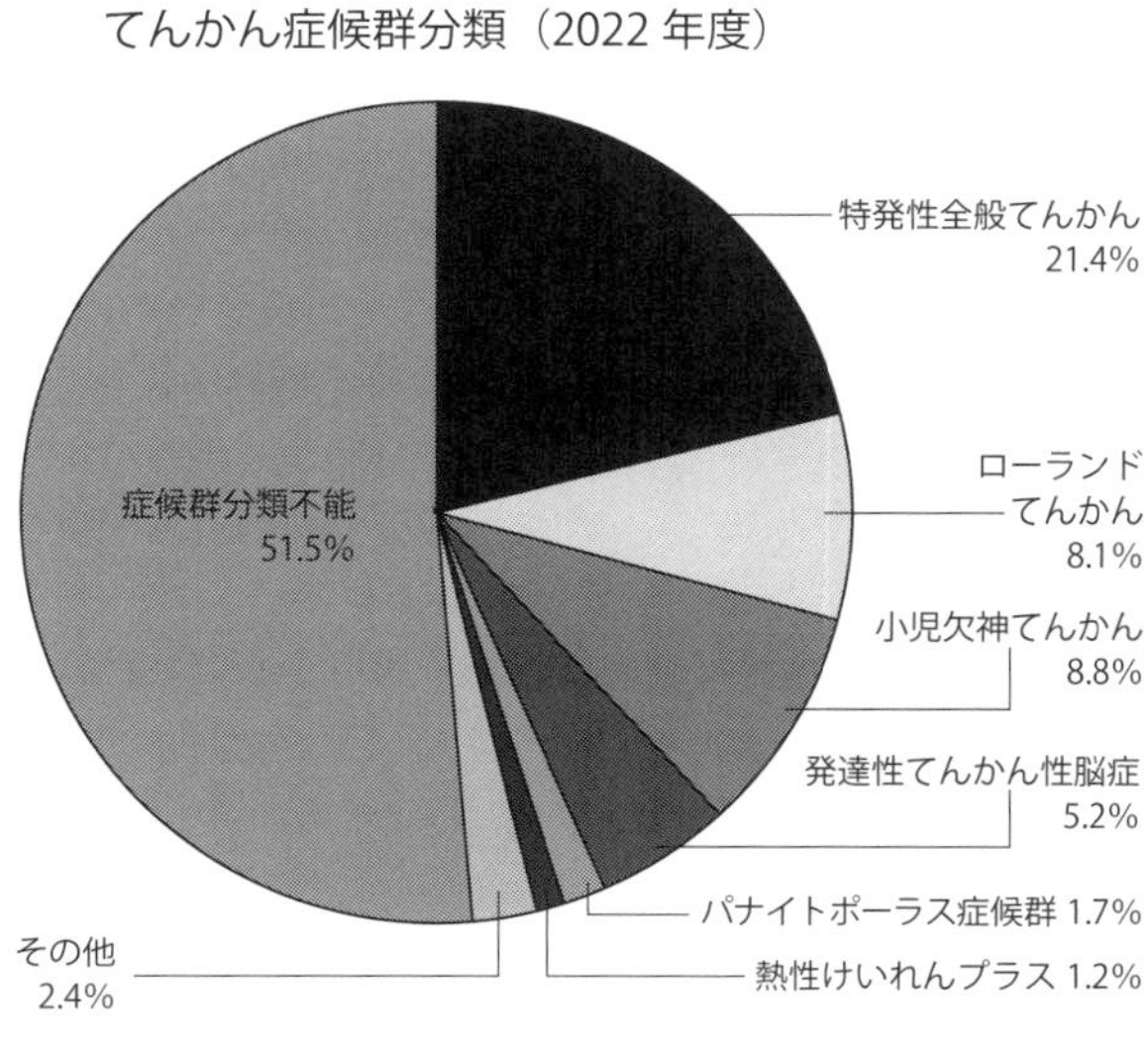

著者作成

２０２３年度４月時点では医師は私と非常勤医師２人の３人体制で、約８００人の外来患者を診療し、約25人に訪問診療を行っています。２０２２年度のてんかん診療では、１年間に通院実績のあるてんかん診断症例の実数は４２０人、１年間の脳波検査は５８５件です。

患者の年齢分布では、私自身が小児科医ということもあり小児科年齢（15歳以下）が約半数を占めています。開院当初の20年度以降、16歳以上の移行期・成人期の患者が年々増加傾向にあります。近隣の総合病院小児科から移行を目的に紹介を受けることが多く、患者本人、家族、医療機関からも大人になっても専門医に通院できることが評価されていると感じます。これまで診療にあたった移行期の主な事例を挙げます。

事例パターン①　医療連携が不適切なケース

小児期発症のてんかんで、診療経過がほとんど不明な40代男性

基本情報

・初診時の年齢・性別：40代、男性Aさん
・来院経緯：近隣の診療所（脳神経外科）より紹介
・既往歴：小児期発症てんかん、脂質異常症、気管支喘息、睡眠障害等
・家族や生活状況：舞台関係の仕事に従事しており、既婚者で服薬や通院の管理などの日常生活では妻の支援あり

移行前の状況

Aさんは成人のてんかん患者で、いつも連携している近隣の脳神経外科クリニックからの紹介で来院しました。その医師に紹介された際、さらに前の医師からの診療情報提供書が添えられていましたが、その内容は判読困難な字で書かれたたった5行のもので「7歳の時、車にはねられ前頭葉損傷。〇〇〇（総合病院）で加療。その後も発作（大発作）（判読不能な4文字がおそらく訂正線と思われる数本の線で消されているように見える）。平成16年〇〇大学精神科で加療。当院は平成〇〇（続く数文字は判読不能）。現在両手の痺れと頭痛あり」とあるだけでした。外傷後てんかんであることは推測できますが、発作型や治療内容、治療に対して反応があったのかどうか、いつ頃から症状が落ち着いたのか、などほとんど情報がありません。抗発作薬は以前はよく使われていた酵素誘導薬が2種類処方されていました。

患者本人によれば意識消失を伴う大きな発作はここ10年以上ないが、週に2回くらい発作性のめまいがあり、発作中はまっすぐに歩けず、しばらくやり過ごすと良くなるとのことでした。話があまり要領を得ず服薬管理や通院管理も自分だけでは難しそうな様子で、保護者もすでに他界しているため過去の経過については知るすべがなくなってしまいました。眠れなくて仕事に支障があり困っている、急に不安になったりするなどの訴えも聞きました。

診療、支援

脳波検査を実施したところ異常が見られ、やはり子どもの頃の交通事故を原因とする前頭葉の焦点てんかんと考えられました。処方されていた抗発作薬はＣＢＺとＰＨＴでしたが、年齢に対して投与量が少ないうえに血液検査をしたところ血中濃度も十分でなく、そもそも効いていないだろうと思われました。これらの薬は長期に使用すると脂質異常症や脳卒中などの生活習慣病のリスクも上昇します。そのため、まずは同じナトリウムチャネルブロッカーという系統の新しい抗発作薬であるＬＣＭに切り替えることにしました。さらに併存症の気管支喘息に対して、けいれん誘発のリスクのあるテオフィリンが処方されていたため、近隣の呼吸器内科クリニックに処方薬の変更と今後の気管支喘息など内科疾患の管理をお願いしました。抗発作薬の調整により発作性のめまいは見られなくなり、やはり発作だったのだと思われます。診療情報提供書にはいっさい記載されていない症状であり、何十年も処方が変更されることなく、発作もずっとコントロールされずに続いていた状態だったのではないかと思われました。睡眠障害や不安障害の症状に対しては近隣の精神科に紹介したりもしたのですが、なかなか通院が安定しませんでした。精神科の場合は医師と患者の相性があるため、連携体制を確立することが難しいことも多いです。

移行期に適切な支援がないまま保護者が他界すると、医療情報が失われてしまうことが多々あります。この患者の場合も成人後に大きな発作がなかったこともあって、転院のたびに医療情報が失われていった典型例と思われます。成人後に起こりやすい副作用への対応や成人診療科との医療連携のためにも、記録やアプリなどで本人が病歴を把握・管理できるようにしておいて適切な時期に移行を進めることが大切です。

事例パターン②　妊娠・出産や運転免許などについて適切な指導がなされていないケース

【②-1】抗発作薬の量を減らしている最中なのに車の運転を続けていた成人患者

基本情報

・初診時の年齢・性別：20代、男性Bさん
・来院経緯：近隣医療機関（小児科神経外来）より紹介
・既往歴：小児期発症てんかん
・家族や生活状況：就労し、社会人として自立した生活。運転免許あり、一人暮らし

移行前の状況

20代のBさんは小児期発症てんかんで総合病院小児科の神経外来に通院していました。

外来を担当していた主治医が異動となったため、私のクリニックで引き継ぎました。治療により発作は長年見られておらず、抗発作薬の量を減らしている途中の段階とのことでした。

ところが、初診時に話を聞いていると、Ｂさんが減薬前と同じように車の運転を続けているということで私は驚きました。前の主治医からは減薬中の運転について、特に指導がなかったということでした。確かに、運転免許の更新や取得の際に無発作が２年間以上であることは必要とされていますが、内服の有無や調整、減量などで運転が制限される決まりはありません。しかし、減薬や断薬を始めて半年から１年ほどは、発作再発のリスクが高まります。万が一運転中に発作が再発すれば、自分や周囲の人の命に関わる事故を招く恐れがあり、とても危険な状態でした。

診療、支援

減薬中の発作再発リスクについてしっかりと説明し、減薬からしばらくの間は車の運転を控えてほしいとお願いしました。業務で運転をすることはなく、日常生活でも公共交通機関を利用可能な環境だったため、ひとまず運転を控えてもらうことでリスクを回避できました。

その後も発作の再発はなく落ち着いているため、外来で継続的にフォローを続けながら運転再開を許可するタイミングを相談していく予定です。

小児神経科医からの引き継ぎであっても、減薬中にもかかわらず車の運転という極めて重要な生活指導ができていなかったことに驚いた事例でした。運転していることを知っていて減量開始時に指導をしないということは考えにくいので、そもそも、運転免許を保持しているかどうかを確認されていなかったのではないかと思います。私自身は担当する患者たちに対して10代のときから、運転免許取得の希望について確認しています。運転をするのであれば発作による事故のリスクを考慮し、減薬・断薬をせずに薬を飲み続けていくのも一つの選択肢だと思います。てんかんの診療に当たる主治医は、すべての患者の運転免許の取得状況について確認しておくべきだと考えます。

［②-2］妊娠の希望を考慮して、バルプロ酸ナトリウムをレベチラセタムに変更

基本情報

・初診時の年齢・性別：20代、女性Cさん
・来院経緯：転居を機に、ホームページで知って来院
・既往歴：思春期発症の特発性全般てんかん
・家族や生活状況：結婚して、夫婦2人で生活。共働き

移行前の状況

Cさんは関東北部の出身で、結婚を機に都内に転居しました。自分で私のクリニックのホームページを確認し、受診したとのことでした。

思春期発症の特発性全般てんかんで、最初に受診した小児科からVPAが処方されました。治療開始後は大きな発作はなく、自宅近くの内科で同じ薬をもらい続けていたとのこ

とでした。結婚していずれは子どもも欲しいが、抗発作薬を飲み続けていていいのか不安と話していました。

診療、支援

妊娠中は赤ちゃんに血液を送るために循環血液量が増加することもあり、抗発作薬の血中濃度が不安定になったり発作が再発しやすくなったりします。また、てんかんの人でなくても赤ちゃんの二分脊椎等の予防のために妊娠前から葉酸の内服をする必要があり、内服している抗発作薬の種類によってはより多くの量を内服する必要がある場合もあります。そのため、将来的な妊娠・出産を希望されている人は計画的に妊娠することが望ましいのです。また、産後の育児も高い再発リスクにさらされる環境となります。てんかんは睡眠不足が最大の再発リスクとなります。産後の育児は数時間おきの授乳のため母は断眠となりがちです。そのためパートナーの協力が絶対に欠かせません。パートナーの協力が十分に得られる場合は、夜間は授乳などの世話を完全に任せてしっかりと睡眠を取ることをお勧めします。さらに、万が一育児中に発作が起きた際に赤ちゃんの命に関わる事態とならないように、発作が起きたとしても赤ちゃんの安全を守ることができるような環境調整なども必要です。具体的には、発作が起きたときに赤ちゃんが落下したり、溺れたり、覆いかぶさることで窒息したりしないように対策をします。

以上を説明したうえで葉酸の内服はすぐに始め、抗発作薬の調整中は発作再発のリスクが少し高まることを了承のうえで、抗発作薬を胎児への影響のあり得るＶＰＡから、影響が少ないといわれているＬＥＶに半年かけて変更しました。その間はなるべく妊娠しないようにお願いしました。

旦那さんへの説明も希望されたので一緒に外来に来てもらい、同様の内容、産後の育児における夫の役割の重要性について説明し、十分な理解を得ました。

完全に切り替えたのちも再発はなく、血中濃度も安定して脳波異常もないことを確認し、その後めでたく妊娠されました。妊娠が判明したら、妊婦健診のため通院する産婦人科、出産する産婦人科にてんかん治療の経過と、妊娠、出産、授乳にいっさい制限がないことなどの情報提供を行い、何かあればいつでも相談に乗ることも記載して連携体制を整えました。

妊娠中に再発が１回ありましたが、すぐに抗発作薬を増量し、その後は再発なく無事元気な赤ちゃんを出産し、外来に連れてきてくれました。

ＶＰＡは思春期発症の特発性全般てんかんに有効性が高く、歴史のある薬剤のため非専門医も使い慣れており、妊娠可能な年齢の女性にも処方され続けているケースが現在もよく見られます。移行期にてんかん診療に長けた小児科医によって胎児に影響の少ない抗発作薬に切り替えておくのが理想です。成人後の患者に対し計画的な妊娠をお願いして薬を調整していくことは十分に可能です。

とはいえ、発作なく経過し病状の安定している患者の処方を変更するというのは容易な決断ではありません。非専門医の医師であればなおさらです。「てんかんだから」「てんかんの薬を飲んでいるから」「妊娠はできない」「出産はできない」「授乳はできない」などと安易に指導するのではなく、非専門医はまず専門医に紹介または相談してください。挙児や授乳などの希望や、再発のリスクをどこまで負えるかなどに応じて、抗発作薬の調整や変更をして、「できない」ではなく「できる」方法を患者と一緒に考えていきます。専門医は知識と経験によりその選択肢の提案が可能なのです。

事例パターン③ 重症心身障害児の移行

【③-1】主治医となり、地域の循環器クリニックや救急病院と連携

基本情報

・初診時の年齢・性別：10代、男性Ｄさん
・来院経緯：私の勤務医時代の患者で、開業とともに転院
・既往歴：先天性代謝異常症、てんかん、重症心身障害で経鼻経管栄養、閉塞性無呼吸があるため非侵襲的人工呼吸管理あり、合併症の心疾患あり
・家族や生活状況：父母と姉の４人家族。家族が中心となった介護を行う

移行前の状況

Dさんは私が開業前に勤務していた総合病院小児科の患者でした。初診は3歳のときで私の尊敬する先輩医師が診断しずっとフォローしていたのですが、私が小児神経を専門としてからは主にてんかんの診療を担当していました。

Dさんは重症心身障害で、経鼻経管栄養と閉塞性無呼吸に対してマスクによる非侵襲的人工呼吸管理を必要とする医療的ケア児です。ほとんど在宅で生活していましたが、けいれん重積発作を起こしたときや呼吸状態が悪化したときなどに入院による治療を必要とします。家族の熱心なケアもあり、成長して通学している特別支援学校での学校生活を楽しんでいました。

特別支援学校の高等部になり、移行を考える時期を迎えましたが、これまで通っていた病院の成人診療科への移行は難しく、ほかに移行先となる医療機関もなく、高等部卒業後の通院先に不安を覚えるようになりました。

診療、支援

移行期と私の開業のタイミングが重なり、私のクリニックに転院しました。小児期からの主治医であり、てんかん専門医の私が引き続きかかりつけ医を務め、地域の医療連携で患者に必要な医療体制をつくることを考えました。

合併症としての心疾患に関しては、私が病院小児科勤務のうちに院内の循環器内科につなぎました。さらに、院内の循環器内科からは最終的に地域の循環器内科クリニックに紹介となり、定期的にフォローしてもらえるようになりました。最も重要な救急や入院対応ですが、救急を受診する場合にはてんかん重積発作であることがほとんどと予測されました。同じ病院の脳神経内科に「普段の管理は私のクリニックで行い、重積発作などで救急受診した際は救急対応をお願いします」という紹介をしたところ、快く受け入れてもらえ、実際に救急対応をしてくれています。このようにして、日常管理とてんかんの専門診療は私のクリニックで、併存症の心疾患は地域の循環器内科クリニックで、救急と入院の対応は病院の脳神経内科でという、それぞれの専門性を活かした理想的な医療連携体制の構築に成功しました。私がもともと働いていた病院となるため顔を知っていてお願いがしやすい、ということもあるかもしれません。それでも院内の小児科にいたときは診療科の壁が厚くこのような体制をつくることは不可能でした。「地域の診療所からの依頼」という病診連携の仕組みを利用した方法が有効だったと考えています。

新型コロナウイルス感染による肺炎となって一時は危険な状態になりましたが、救急医が私に直接電話で急変時の対応をどうするかなどの確認をしてくれて、有効な連携ができたことを実感しています。

転院の約半年後から訪問診療をしており、のちに成人を迎えていますが、今も家族で穏やかな生活を送っています。

Dさん一家は、私が移行期医療に取り組むために開業を考えるきっかけをくれた家庭の一つです。Dさんにつきっきりでお姉さんのことをあまりしっかりと見てあげられていなかったと話すお母さんから、お姉さんが障害児の教育に関わる仕事に就いたと聞いたときは、私も思わず涙が溢れました。本書ではあまり踏み込めていませんが、移行期医療を考える際には、必ず保護者のみならずそのきょうだい児の存在まで考慮する必要があるのです。

〔③-2〕通院が難しい患者では、訪問診療により家庭での支援も実施

基本情報

・初診時の年齢・性別：10代、男性Eさん
・来院経緯：保護者から直接問い合わせがあり、来院
・既往歴：乳児期発症の難治性てんかん、重症心身障害で経鼻経管栄養
・家族や生活状況：父母と本人の3人家族。家族が中心となって介護を行う

移行前の状況

Eさんが私のクリニックを受診するようになったのは保護者からの電話がきっかけです。特別支援学校高等部の卒業を控え、当時通っていた総合病院の小児科主治医から、小児科年齢をそろそろ過ぎるから、大人になっても通える医療機関を探してみてはどうかと言われたそうです。その病院の主治医は小児科では診療しないといったわけではないようです

が、母親はもう小児科へは通えないと思い詰め必死に地域の訪問診療医から総合病院の成人診療科まで探したそうです。結果的に受け入れ可能な医療機関は見つからず、ある小児在宅医療を専門とするクリニックから私のクリニックを紹介され、問い合わせをしてきました。

当時訪問診療をスタートしてまだ間もない時期で、Eさんの自宅はクリニックからは少し距離のある地域です。私は、今すぐには訪問できないが、移行で困っている患者のために開業したクリニックなので通院してもらえるなら診療しますと伝えました。

Eさん自身は難治性てんかんにより、ほぼ寝たきりの重症心身障害児です。栄養は経鼻経管栄養、意味のある発語はありませんが、声や表情などで家族とは簡単なコミュニケーションができます。

診療、支援

主治医からの詳細な紹介状や、保護者からの詳細な情報提供などがあり、診療の引き継ぎ自体は問題ありませんでした。

あとは通院の手間を考え、数回通院をしてもらったあと、Eさん宅に近いほかの患者と併せて訪問診療を始めることにしました。現在は、私がかかりつけの訪問医として月に2回訪問し、病院の小児科医はてんかんの診療や専門的な検査、医療的ケアの調整のための入院などを対応しています。そのほかに訪問看護ステーションも定期的に支援に入っています。

重症心身障害児の移行期における医療連携では救急対応の病院との連携が必須ですが、主治医の病院は専門病院であるため新たに探す必要がありました。そんな折にEさんが呼吸不全となり救急病院に救急搬送され、集中治療室に入院し、結果的に気管切開となりました。

これを機に今後の救急対応をお願いできないかと思いましたが、年齢的には成人でも体格が小さく、小児科のないその病院では今後は対応できないと断られてしまいました。小児期発症の重症心身障害児は年齢に比して体格が小さいことが多いです。基礎疾患の対応というだけでなく、体格に見合った医療材料の用意があるかどうかも考慮する必要があるのか、と私自身勉強になりました。三次救急医療機関に所属する救命救急の医師たちは、基礎疾患が何であれ、基本的には対応してくれることが多いと思います。しかしそのためには、救急医が処置に用いる医療材料が医療機関に用意されている必要があります。

総合的に判断し、小児科の体制もしっかりと整った救急医療機関が望ましいと思いました。その後、多少距離はありますが私の以前の職場である総合病院の脳神経内科の医師に今後の救急外来受診時の対応をお願いしました。さらに依頼打診ののちに発生した神経内科としての対応や検査もしてもらえることになり、私だけでなく保護者も病院の主治医もたいへん喜んでいます。

また訪問診療の良いところは、患者がいつも過ごしている家庭の様子を確認できるところです。例えば在宅で人工呼吸器を使用している場合、ベッドや冷暖房、窓の位置などによっては呼吸器回路の途中で水蒸気が結露してしまい、気道まで加湿された空気がうまく届かないこともあります。そうした生活環境を含めて確認や支援ができるのは、訪問診療ならではの強みです。

事例パターン④ 知的障害のみで主治医不在のケース

【④-1】知的障害があるが受診歴なし。特別支援学校進学のために診断書作成

基本情報

・初診時の年齢・性別：10代、男性Ｆさん
・来院経緯：家族が直接問い合わせ
・既往歴：境界域の知的障害、自閉スペクトラム症
・家族や生活状況：父母と本人の３人家族で自宅で生活

移行前の状況

Ｆさんが中学3年のときに、保護者から私のクリニックに直接問い合わせがありました。

Ｆさんは小学校・中学校と地域の公立校に通っていましたが、学力や社会的スキル等から普通高校への進学は難しいかもしれないと学校から話があったそうです。Ｆさん一家は特別支援学校への進学を考えており、入学のための診断書作成を希望されました。

これまでの生活では特に困り事はなく、風邪などで近くの小児科にかかる程度で、発達のことなどで専門クリニックは受診したことがない、という話でした。かかりつけの小児科に相談したところ私のクリニックを紹介してもらったということでした。

診療、支援

本人に外来に来てもらって診察をすると、境界域の知的障害と自閉スペクトラム症がありそうです。興味のあることだけに関心が集中する、コミュニケーションが苦手といった特性はあるものの、周囲の理解や配慮があれば集団生活を送れてきたこともあり、診断書を書くべきか、非常に微妙な状態です。ただ無理をして普通高校に入学すれば、適応障害などの二次障害を引き起こすリスクもありますし、高校卒業後に就労して自立を目指すならば就労支援も手厚い学校のほうが望ましいと思われます。そのような予想される困難も考慮して、私のクリニックで診断書を作成することにしました。

現在、Ｆさんは特別支援学校に元気に通学しています。定期的な通院や治療はしていませんが、今後のためにも主治医がいたほうがいい、診断書の作成などの必要があれば受診するように、と伝えています。

重症心身障害児や明確な知的障害・身体障害がある人は医療につながりやすいです。一方で、軽度の知的障害や、環境に恵まれてそれなりに社会適応できている発達障害の人で身体的には元気な場合は、うまく環境調整ができていることもあります。そのこと自体はすばらしいことなのですが、それゆえに主治医が不在のケースもよくあります。

【④-2】知的障害・発達障害があるのに主治医不在。てんかん発症で私のクリニックへ

基本情報

・初診時の年齢・性別：10代、女性Ｇさん
・来院経緯：家族が直接問い合わせ

・既往歴：知的障害、自閉スペクトラム症
・家族や生活状況：父母と本人の3人家族で自宅で生活、就労支援施設に通所

移行前の状況

19歳で初めてのてんかん発作を起こし、家族がてんかん専門医を探して私のクリニックを受診したのが、現在20代のGさんです。

中等度の知的障害、自閉スペクトラム症があり、特別支援学校高等部を卒業後は就労支援施設に通所していました。知的障害・発達障害がありますが、大きな問題行動がなかったこともあり、これまで特に主治医がいない状態でした。

診療、支援

てんかんの発作状況の聞き取りや脳波検査などを実施し、てんかんと診断して抗発作薬を処方しました。知的障害はありますが、日課になると服薬管理もそれなりに自分で可能となるので、家族にもフォローしてもらいながら治療を継続しています。

その後20歳から障害年金を受給することとなり、申請のための診断書の作成を依頼され

ました。てんかん発症前のことはまったく知らない状態でしたが、いろいろとこれまでのことを家族にお聞きすることができ、逆に病歴を整理するよい機会となりました。家族も、「誰が診断書を書いてくれるのだろうかと思いました。てんかんを発症したおかげで医師とつながることができて逆によかったです」と振り返っていたのが、印象に残っています。

現在はてんかん発作もコントロールでき、障害年金を受給し、就労支援施設で働いています。

障害年金申請の診断書には成育歴や治療歴など、小児期からの情報も記載しなければなりません。知的障害があり、完全な自立が難しい人の場合、障害年金の診断書を書くところまで、小児科医が責任をもって診るのも一つの方法だと思います。10代の終わりでたまたまてんかんを発症し、受診してきたGさんのようなケースでは、保護者からの丁寧な聞き取りを基に、診断書を作成することになります。

事例パターン⑤ 知的障害なし、身体障害ありのケース

知的障害のない脳性麻痺。中高年になって生活に支障が出るようになり受診

基本情報

・初診時の年齢・性別：50代、女性Hさん
・来院経緯：インターネットで検索し、受診
・既往歴：脳性麻痺、身体障害者手帳3級
・家族や生活状況：就労しており、生活は自立

移行前の状況

Hさんは、社会人として働いている50代の女性です。原因や発症時期は定かではないそ

うですが小児期からの痙性麻痺があり、手を伸ばす動作のときや緊張したときに左手の緊張（屈曲）が強くなり、痛みもあって仕事や車の運転にも支障があるということです。

しばらくは医療機関にかかっておらず、中高年になって症状が強くなり、初めは成人の脳神経内科や整形外科を受診したそうですが「小児麻痺は診られない」と断られ、インターネットで調べて当クリニックを受診したということでした。

診療、支援

診察したところ、麻痺のある左手の筋緊張の亢進があります。私も中高年期になった脳性麻痺の患者への対応はほとんど初めてでしたが、「小児にも使っている薬でよければ」と筋弛緩薬を処方して様子を見てもらいました。幸い薬が合ったようで再診のときには筋緊張や痛みが改善し、生活が楽になったという話でした。

私は小児神経が専門となるため、念のため成人の神経科医とつながっておくほうがよいと考え、神経専門病院に紹介し、成人の脳神経内科と連携して診療する形を取りました。

小児期からの麻痺があり、生活に支障があるにもかかわらず、医療から取り残されてきた患者の一例です。40～60代くらいの患者が小児であった頃は今とは医療の内容も異なりますし、両親不在のことも多く過去の医療情報の引き継ぎも困難です。中高年になって疾患の症状が悪化したり変化したりしてきた人たちをどう支援していくのかが、これからの課題です。

事例パターン⑥ 症状が不安定なまま病院から移行したケース

ドラベ症候群の10代患者。発作が落ち着かない状態での移行も可能

基本情報

・初診時の年齢・性別：10代、女性Iさん
・来院経緯：家族がインターネットで調べて、受診
・既往歴：ドラベ症候群、知的障害

・家族や生活状況：父母と本人の３人家族で自宅で生活、特別支援学校に在籍

移行前の状況

Ｉさんは難治性てんかんのドラベ症候群があります。乳幼児期から都内の大学病院小児科に通い、さらにてんかんの治療として遠方のてんかんセンターにも定期的に通院するなど、本人も家族も通院にかなりの時間と労力を取られていました。高校生になり、今後の通院の手間などを考えて保護者が移行先を探していて、インターネットで私のクリニックを知ったということです。

当時、発作が毎日何十回と起こるような状態でしたが、専門クリニックとなるため、発作が落ち着いていなくてもどんどん受診してくださいとお伝えして外来を受診してもらいました。その後、大学病院からの紹介状を用意してもらい転院となりました。

診療、支援

ドラベ症候群では思春期には発作が落ち着いてくる患者も多いですが、Ｉさんの場合は発作が非常に多く、てんかんセンターに通院していても発作が抑えきれない、とても難し

い症例でした。

私のクリニックでは重い発作を抑え、発作の頻度を減らすため細やかな抗発作薬の調整をすることを目的に2週間ごとに通院してもらい、いくつかの抗発作薬を試したり、量を増減させたりとてんかんセンターとも連携しつつ薬の調整をしていきました。現在は初診から約2年が経ち、毎日数十回だった発作は週に数回程度と少なくなり、とても生活が楽になったと保護者も喜んでくれています。今後は就労に向けて本人および家族と一緒に環境を整えていくところです。


てんかんの移行期医療では病院から診療所に転院することが多いこともあり、「発作が落ち着いてから」移行をするケースを多く見かけます。私も「発作が落ち着いていない状態での転院となり恐縮です」と言われることが多々あります。ただそれでは、Iさんのような重い症例はいつまでも発作が収まらず、移行もできないことになります。私のようなてんかん専門医が移行先である場合は、必ずしも発作が落ち着くのを待つ必要はありません。むしろ、落ち着かないから診てほしいという相談も喜んで受け付けます。患者や家族のほか、近隣の医療機関からでも遠慮なく連絡してもらえればと思います。

落ち着いた状態で移行した場合、発作も落ち着いているため信頼していた小児科の医師の処方を変えることを特に保護者のほうが嫌がり、移行先の成人診療科の医師が困惑することも多いと聞きます。大変だった急性期を一緒に乗り越えた小児科医との信頼関係や絆は非常に強いものなのです。逆に、落ち着いていない状態で移行して、移行先の医師が患者と苦労をともにすることで大変な時期を共有し、その先に安定した未来があった場合、そこにもやはり信頼関係が生じるのです。以前講演会で一緒に登壇した脳神経内科の医師は、急性期を乗り越えてこそ信頼関係が生まれるので、むしろ落ち着いていない状態で紹介してほしい、といっていました。私もまったく同感で、周囲の関係医療機関には「落ち着いていない患者のほうがむしろ専門医としてやりがいがあるので、遠慮なくどんどん紹介してください」とお伝えしています。移行先での治療は場合によっては生涯にわたる長期となります。そこで信頼関係を構築できるかどうかは、患者が良質な医療を受けることができるかにも大きく関わってくると思います。

第6章

小児期発症慢性疾患患者が、成人後も適切な医療を受け続けられる社会へ

国は医療的ケア児の在宅医療にもっと目を向けるべきだ

医療的ケア児に関しては、２０２１年施行の医療的ケア児支援法により、今後は保育施設や学校での受け入れが拡大し、社会的支援が進むと期待できるものの、医療の面では受け入れ先が依然として限られています。

医療的ケアが必要な子どもは気管カニューレや胃ろうボタンなどの医療材料の交換のような日常管理のために、定期的に医師の診察や処置が欠かせません。多くの家族は小児専門病院や総合病院の小児科に通院して処置を受けています。状態が安定していれば通院は数カ月に一度でいいこともありますが、頻繁な医療処置が必要になると、本人も保護者も通院にかかる時間的・身体的な負担が大きくなります。そうした通院の負担を減らし、患者や家族が自宅で安定した生活を送るために必要なのが、小児の在宅医療（訪問診療）です。

私も医療的ケア児や重症心身障害児の訪問診療を続けるなかで、訪問診療医が訪問することの患者や家族へのメリットは大きいと感じます。その一方で、診療や経営という側面では小児の在宅医療には課題が多いとも考えています。

例えば、最近の物価高で気管カニューレや胃ろうのボタンなどの医療材料費が保険請求額を上回るようになっています。つまり、訪問時に患者にとって必要な胃ろうボタンなどを交換すればするほど医療機関の赤字が大きくなるのです。ほかにも訪問診療に必要な医療機器のレンタル料や車移動にかかる燃料費も上昇しています。小児の在宅医療は成人に比べて専門性が高く、1件あたりの診療に時間も手間もかかりますが、そうした点は診療報酬にはわずかしか反映されていません。

在宅医療に力を入れている「機能強化型在宅療養支援診療所」として国に届け出をすれば診療報酬にかなり加算がつきますが、そのためには24時間往診可能な体制を整えなければならず、緊急往診の実績や看取り件数などの条件もあります。これらの要件は、高齢者やがん患者などの看取り期の在宅医療を想定したもので、重症心身障害児の在宅医療ではこうした要件を満たせるケースは少なく、結果的に機能強化型となることのできる施設は限られてきます。

このように日本の医療保険制度は高齢者を対象に設計されているため、もう少し小児医療の現場にも目を向けてほしいと私は日々感じています。政府は２０２３年、「異次元の少子化対策」を打ち出していますが、医療政策のなかに子どもの在宅医療の拡充という視点を加えられればより安心して子育てができますし、医療的ケア児の保護者の離職対策にもつながると思います。小児在宅医療の実際と診療報酬が見合うように、今後の診療報酬改定が進んでいくことを期待しています。

地域での移行期医療における「専門クリニック」の役割

一方で、２０２２年末から２０２３年にかけて日本小児神経学会と日本神経学会との間で移行期医療に対して協力体制がつくられつつあります。しかし、まだ日本神経学会の会員の間ではアンケートの回答が１割程度と移行期医療に対する意識は低いようです。しかも、移行時には神経学的な問題以外が主たる問題であることが多いので、やはり神経系学会の連携だけではうまくいかないと思います。

移行後の医療連携体制の中心となる旗振り役は、小児神経科医でも誰でもいいからとにかく真摯に患者と向き合って主導していくこと、本当の意味の主治医が中心となってハブとなって、複数の診療科がチームをつくって成人期を支えることが重要であると私は思います。

国や行政の今後の対応を期待するとともに、私自身も、小児期発症慢性疾患診療の移行期支援のためできることに引き続き取り組んでいきたいと考えています。

第一は、専門性の高いクリニックが小児期から移行期、成人期までの小児期発症慢性疾患における専門診療科として主治医機能を担っていくことです。専門医がかかりつけ医や医療連携におけるハブの役割を担い、地域の成人診療科や救急医療機関とつないでいけば、患者が医療の狭間に陥ることなく切れ目のないセーフティネットを形成することができます。

現在のてんかん診療・移行期医療はかなり地域差があります。人口も病院も少ない地域であれば、大学病院や地域医療の中心的役割を担う公的病院など地域の拠点病院が移行期・成人期の患者を診療せざるを得ないことになると思います。むしろ東京や首都圏、地方の政令指定都市のように人口が多く、医療機関も専門分化が進んでいるような地域のほうが、専門クリニックが地域医療に貢献できる部分は大きいと思います。具体的にいうと、大阪は比較的てんかん専門クリニックが多いのですが、それでも望ましい移行が必ずしも進んでいるわけではないという話は聞きます。そのほかの地域でも私の考える専門クリニックを介した医療連携体制の構築を展開できるのではないかと考えており、理念に共感してくれる医師が増えていけば同じ形でノウハウを伝えていくことも検討しています。

私のようなクリニック開業は、小児科医や小児神経科医、てんかん専門医のキャリアや人生の選択肢を広げることにもつながるはずです。

実際に今のクリニックにも一般小児科や小児神経科医として開業を考えている医師たちがよく見学に訪れます。まだまだ数の少ないてんかん専門医育成のために少しでも役に立てればと思い、現在てんかん専門医研修施設としても申請しています。興味のある医師はどんどん見学に来てほしいと思いますし、私のようなスタイルで一緒にご自分の診療圏で移行期医療を推進していきたいと思う医師がいれば、力を合わせて患者と家族に寄りそえる医療をつくっていければと思います。

専門クリニックと病院の病診連携で患者の通院負担を軽減する

医療的ケア児の場合は病院での診療と在宅医による訪問診療を適切に分担できることが望ましいのですが、大病院でないと実施できない医療も少なくありません。

例えばデュシェンヌ型筋ジストロフィーは、筋肉の維持に必要なジストロフィンというタンパク質を自分で作ることができず、筋肉の破壊が進行していく先天性の筋疾患です。これまで有効な治療薬は存在せず、徐々に歩行が不可能となり、いずれは呼吸も困難となって人工呼吸管理が必要となる病気でした。しかし、医療の進歩により２０２０年にデュシェンヌ型筋ジストロフィーの特定のタイプにのみ有効なビルトラルセンという薬が誕生し、軽症化できるようになりました。

一方、この薬の投与による治療は、毎週１時間の点滴が必要で、専門病院の小児神経科でしか対応してもらえないことが多く、患者の通院負担が大きいことが問題となっています。そこで、地域の専門クリニックと専門病院が連携し、このような通院負担の大きい治療をクリニックで請け負うことができると、患者の負担を軽くすることができます。実際に私のクリニックでも現在、２人の男児のビルトラルセン点滴治療を行っています。専門病院の小児神経科から私のクリニックを紹介され、学校をなるべく休むことなく治療を続けたいという患者と家族の希望を叶えることができました。専門クリニックで治療を受けるメリットは、病院よりも待ち時間が少ないため気軽に来院でき、都合が悪いときにもある程度融通が利くことや、今後大人になっても通い続けることが可能であるという点です。２人の患者はいずれも数カ月に１回は専門病院のフォローも受けつつ、毎週点滴を受けるために私のクリニックに通院しています。

また、小児病院脳神経外科と連携しながらバクロフェン髄注療法（ＩＴＢ療法）の薬液補充や調整を行って、患者が大きな病院へ通院しなければならない負担を減らすことにも取り組んでいます。

筋緊張の治療には内服薬だけでなく、局所治療として筋弛緩作用のあるボツリヌス毒素の筋注療法や、整形外科的に硬くなった腱を切除する手術、脳神経外科的な手術としては四肢に命令を送る脊髄の後根といわれる部分を少しだけ切って症状を軽くする手術や、脊髄に直接筋弛緩薬を注入するＩＴＢ療法というものがあります。ＩＴＢ療法は、薬液を入れたポンプを皮下に埋め込む手術をし、そこから脊髄腔に挿入したカテーテルを介して薬を持続的に注入し、投与速度を変えることで内服薬の調整のように症状を見ながら治療を調整することができるのが特徴です。

ポンプの埋め込み手術を脳神経外科で実施するため、日本ではそのまま脳神経外科で薬液を交換したり治療の調整をしたりしていることが多いのですが、基本的に専門性の高い大きな病院でしかこの治療を行っていないため、前述のデュシェンヌ型筋ジストロフィーの治療と同じく患者の通院負担が大きいのが現状です。また、小児病院で手術をした患者は成人移行問題が生じてしまいます。

そこで私のクリニックでは、通院中の患者のポンプ埋め込み術を小児病院に依頼したことを機に自院でＩＴＢ療法の調整や薬液交換に対応できる体制を整え、今後もずっと私のクリニックで対応することで患者の通院負担を軽減し、成人期になっても変わらず通院できる体制をつくりました。

今後も、脳神経外科に通院中で通院に困っている患者がいれば引き受けていきたいと考えています。そうすれば脳神経外科の医師としても普段の管理をクリニックに移行することによって新規の患者の枠を空けることができ、病院にとっても患者にとっても大きなメリットをもたらすことができるのではないかと考えています。

医師だけでなく、看護師や検査技師の研修も受け入れ

医師と同様に、てんかんや小児神経疾患の診療に精通した医療スタッフを育成することも重要です。クリニックを受診する医療的ケア児や重症心身障害児への対応では、看護師

や検査技師などのスタッフにも高い専門性が求められます。

例えば看護師はてんかん発作に対する知識も必須ですし、医療的ケアの処置についても精通している必要があります。身体障害があると車いすやバギーに乗ったまま検査や診療を受けてもらうこともありますし、移動や乗り降りの支援も必要です。ほかにも知的障害・発達障害があって聴覚や視覚、触覚などに過敏さがあったり、不安が高まると診察室を飛び出そうとしたり暴れてしまったりするような患者もいます。そうした患者への対応は一般のクリニックではなかなか経験することができません。

外来では血液検査、尿検査、Ｘ線検査、脳波検査などの検査も行います。例えば脳波検査のときに幼い子どもや知的障害のある人たちは指示を理解して従うことが難しいことも多々あります。採血では痛みに対する恐怖から拒否反応として泣いたり暴れたりすることもあります。大きな病院ではやむを得ず無理やり押さえ込んだりして処置を実施することも多いのですが、私のクリニックでは局所麻酔の貼付剤を使用して痛みを緩和したり、子どもの発達に合わせた丁寧なプレパレーションを実施して押さえ込むことなく採血や点滴処置をしたり、スムーズな脳波検査を実施するためにキャップ型の脳波電極を使用したり、さまざまな患者の負担を軽減する取り組みを実践しています。

そのようなノウハウを伝えるために、当法人では看護師や検査技師の養成学校や他施設からの研修を受け入れています。検査技師の研修では２０２１年10月より日本臨床神経生理学会の準教育施設（脳波分野）としても認定を受けています。

患者やきょうだい児が楽しめるイベント企画も

さらに医療面だけでなく、今後はトータルで患者・家族の生活を支えるような支援も手掛けていきます。医療的ケア児や重症心身障害児とその家族が心から楽しめるような、イベントや企画を実施していきます。

開業時からそのような思いは強かったのですが、開業がコロナ禍と重なったことからなかなか対面のイベントを開催することが難しい状況となってしまいました。２０２３年５月に新型コロナウイルス感染症が5類となったことを機に、２０２３年7月にようやく当法人主催のイベントを開催することができました。自動車教習所を貸し切り、同時期開業で普段から密な連携を取っている発達専門クリニックと協力して、医師による講演会のみならず、さまざまな協賛団体にブースを出展してもらい、患者本人だけでなく、保護者やきょうだいも一緒に楽しめることを目的としました。クリニックスタッフや学生ボランティアの協力もあり、開催できました。当日は251人と来場者も多く、講演が勉強になった、重症児を連れての外出は難しいが久しぶりに家族全員で外出できた、きょうだいも久しぶりに楽しそうに遊んでいた、などのコメントが印象的でした。

重症心身障害児は医療的ケアが必要であったり、車いすやバギーでの移動が基本となったりするため、活動の範囲が狭くなりがちです。夏休みに旅行をしたり、自然に包まれたなかでレジャーに出掛けたりといった経験を頻繁にすることは難しく、経験の機会が限られてしまっているのが実情です。

さらにケアに追われる家族も自分の時間や家族で外出を楽しむ時間もなかなかもてません。特にきょうだいがいる場合、家族の生活が障害のあるお子さんのケアを中心に回っているなかで、自分の希望や感情を抑え込んでしまったり、きょうだい自身もケアの一翼を担っていたりするために周りの友人と親しい関係を築けなかったりすることで、孤独感を募らせることがあります。医療者もつい患者にばかり目が行きがちですが、きょうだい児のケアもとても重要な課題であり、今後は保険医療制度上もきょうだい児支援に対する診療報酬の新設が望まれます。

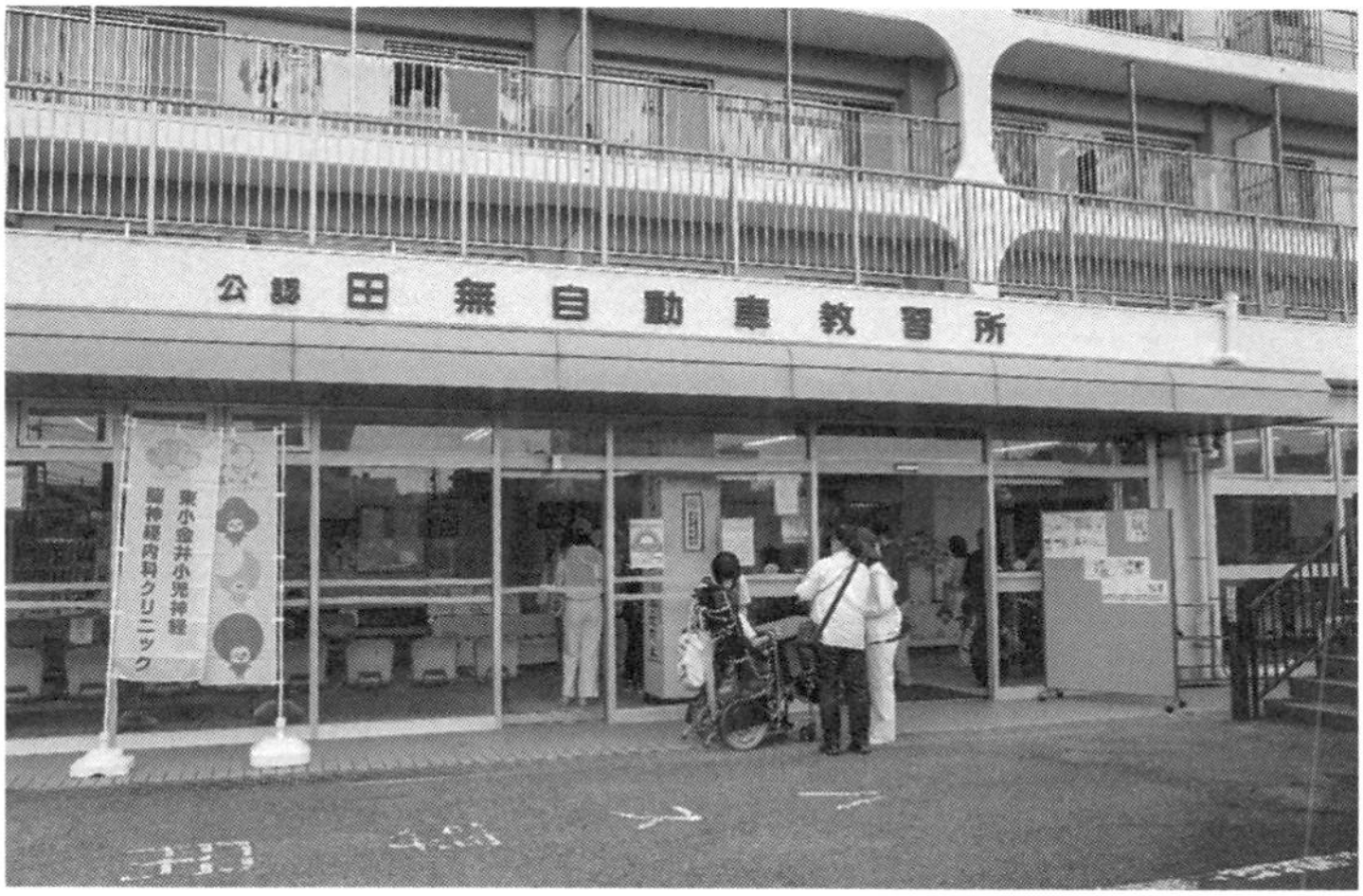

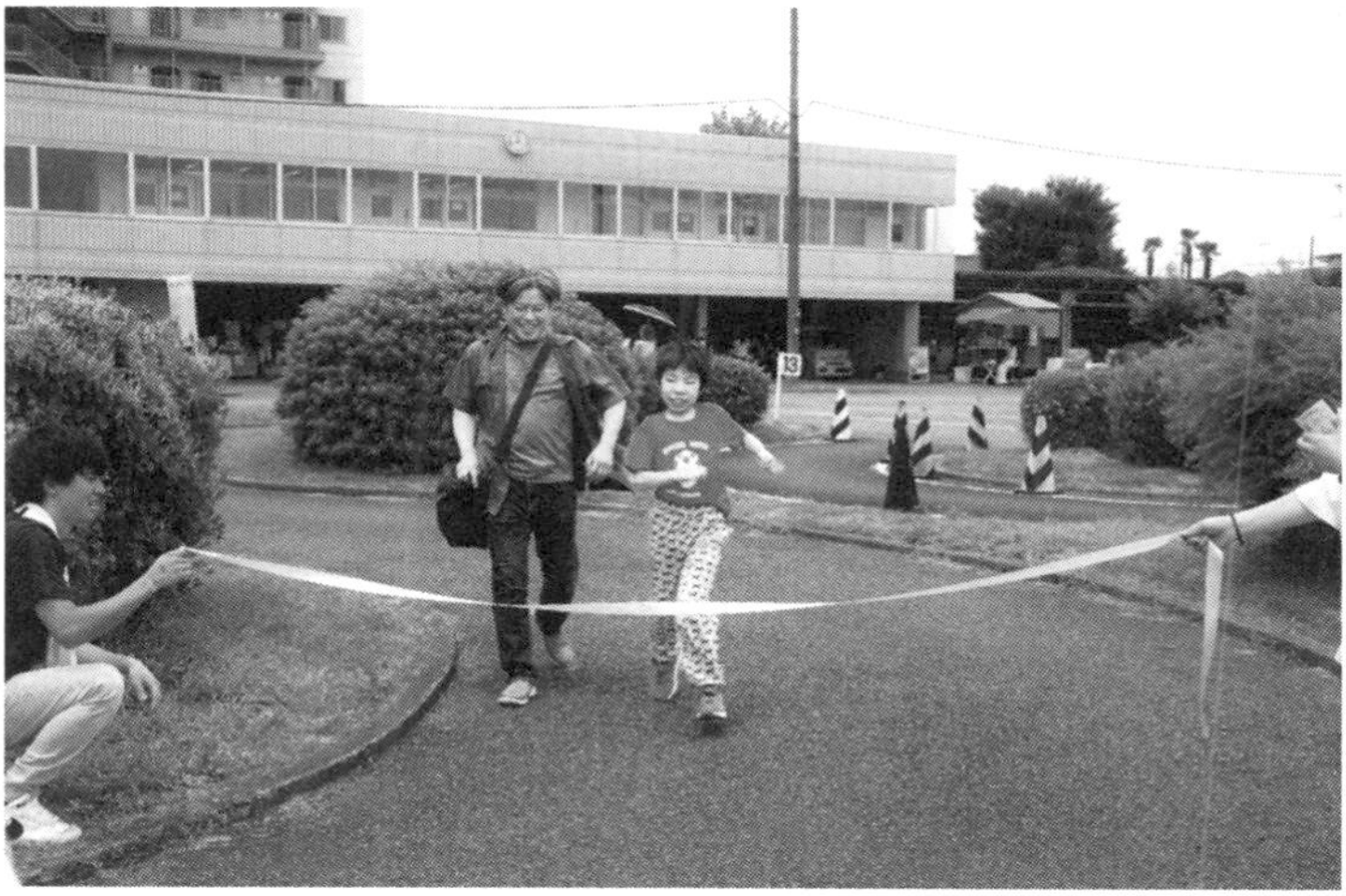

講演会イベント「みんつく！」
［上］イベント会場の自動車教習所建物前、［下］屋外イベント

医療的ケア児の保護者のための施設があっていい

かなり中長期的な計画として、私は医療的ケア児の保護者支援にも取り組んでいきたいと考えています。

医療的ケア児の保護者はケアのために就労を制限せざるを得ない人や、自分のための時間をもてず、十分な睡眠時間を確保することすらできない人もいます。しかし、保護者自身も自分の希望にかなった働き方をしたり、自分のための時間をもったり、十分な休息を取ったりする権利があるはずです。

訪問診療や訪問看護などの在宅医療を受けていても、医師の訪問時や訪問看護の際に在宅している必要があり、利用可能な時間は限られています。そのため、どうしても就労には制限が生じてしまいます。また、夫婦間で障害に対する受容や考え方が異なっていたりすると、夫婦関係が破綻するケースも珍しくなく、一人親になってしまうことでますます経済的に困窮してしまうケースもあります。医療的ケア児支援法の理念にもあるように、保護者が医療的ケア児を安心して預けられ、自身の就労を継続できる支援を進めていかなければなりません。

私が今イメージしているのは医療的ケア児の保護者が互いの子どもをときどき預け合えるような施設があってもよいのではないか、ということです。毎日のケアでどうしても疲労がたまってしまいますので、数日から数週間わが子を預け一時的に休息するレスパイトとして利用し、一方で働きたい保護者は施設内でほかの家庭の子どもを預かってケアをし、働いた分の報酬を得ることもできる、そういう保護者の就労とレスパイトを兼ね備えた場をつくりたいと考えています。当事者がその施設の職員として働くことで、お互いに協力し合えるだけでなく、当事者の仲間づくり、コミュニティづくりもできると思います。子どものケアのため就労を制限せざるを得なかった保護者でも、逆に自分の子育ての経験や知識を活かして働くことができることで、自己実現の場として励みになるのではないかと思います。

誰もが切れ目なく適切な医療を受けられる未来をつくるために

デジタル化から取り残され長らくアナログ対応が続いていた医療業界も、コロナ禍を機に急速にデジタル化が進んでおり、今後は日本の医療のあり方が急速に変わっていくことが予想されます。

私は２０２０年4月にコロナ禍でのクリニック開業となり困難も数多くありましたが、コロナ禍で医療のデジタル化が急速に進展したことは良かったと思っています。それまでは適応が制限され、ほとんど診療報酬がついていなかったオンライン診療がコロナ禍を経て全面解禁されました。オンライン診療によって、通院が難しい患者や専門医がいない地域の患者が、気軽に専門医とつながることができるようになりました。コロナ禍における急速な診療体制の変化に対応するため、通常2年ごとの診療報酬改定も、コロナ禍では厚生労働省の通知レベルで細やかな改定が進められ、スピーディーな対応が増えてきている印象です。

いろいろとまだ問題は多いものの、現在導入が急ピッチで進められているマイナンバーカードと保険証の一体化と普及が進めば、将来的に国民共通カルテの導入にもつながっていくと期待されます。そうすると移行や転科によって失われてきた診療情報も医療機関をまたいで引き継ぐことが容易となり、移行期を経て成人した患者も、これまでの経過を踏まえてより良質な医療を受け続けられるようになります。

患者と医師とで健康状態を共有できるＰＨＲアプリなども、今後はますます進化していくだろうと考えています。

さらにこうした新しい情報通信技術やサービスを駆使することで、医療機関における診療情報管理はもちろん、患者一人ひとりに適した治療をサポートできるようになれば、現在の多くの診療課題を解決していけるのではないかと思っています。こうした医療ＤＸ（デジタルトランスフォーメーション）と併せて、新時代の包括的な診療、移行期医療が進んでいけば、移行期に医療の狭間に陥っていた小児期発症慢性疾患患者を一人でも多く支援していくことができるようになると私は心から期待しています。

私自身も、すべてのてんかんや小児期発症神経疾患の患者が、生涯にわたって良質な医療を継続して享受できる社会をつくるべく、今後も積極的に行動を続けていきたいと思います。

おわりに

私の移行期医療にかける思いを語ってきましたが、最後までお読みいただき、ありがとうございました。

私はこれまでクリニックのブログで小児期発症神経疾患の解説記事を書いたり、地域の患者・医療関係者に向けて寄稿や講演会といった情報発信をしたりしてきましたが、本を執筆するのは初めての経験です。

本書の目的は、大きく2つあり、1つはてんかんや小児期発症神経疾患の移行期医療の課題を整理し、医師や患者、支援者への啓発を進めることです。2つ目が、私のクリニックのような専門クリニックによる病診連携というスタイルが、移行期の患者を支える一つの解決策になり得ることをより多くの人に知ってほしい、ということです。

小児期発症のてんかんや神経疾患の患者は病態が非常に多様です。薬を正しく服用することで健常な人と変わらない生活を送れる人もいれば、重度の障害があって乳幼児期から成人期に至るまで、医療や福祉に対するニーズがとても高い人もいます。

個々に大きく異なる患者それぞれにとっての適切な移行とは何かを考え、個別の支援を実践していくことは簡単ではないのです。

私自身も今回、本書を執筆しながら悩んだ点も多々あります。おそらく頭を整理しきれていない部分も多く残っていると思います。本書を読んだ医療関係者や福祉の担当者、患者や家族の皆さんから、ぜひご意見や気づいたことを指摘してもらって、今後の診療や、移行期医療の問題解決に活かしていくことができれば幸いです。


個人的なことを少しだけ書かせていただくと、開業からの数年間は公私ともに本当に激動の日々でした。

勤務医の立場から開業医として独立するだけでも一大事であるうえに、コロナ禍が重なり、急遽オンラインでの診療体制を整えたり、訪問診療を前倒しで開始したりする対応を迫られました。プライベートでは、開業とほぼ同時に第2子が誕生し、妻も育休後にフルタイム復帰を希望していたことから、いかに効率良くクリニック経営と家事や育児をこなしていくかということで否応なく自分の働き方も見直す機会となりました。

勤務医時代よりはるかに仕事量は増えていますが、自分の考える理想を実現するための開業であったため、忙しさはまったく苦にならず、むしろ自分さえ責任を取れば自分の実践したい医療を実現できることにたいへんやりがいを感じています。また、開業したことでこれまで趣味でしかなかったホームページ作成やプログラミングなどのデジタルスキルもクリニック経営に活かせており、さらには飲み会などで培ってきた人脈までもが有機的に結びつき、これまでの人生経験のすべてが活かされている、と実感しています。開業から3年が経つ今はクリニックの経営もなんとか軌道に乗り、家庭とのバランスもうまく取れるようになっています。

なぜそれができたのかを自分なりに分析すると、てんかんや小児期発症神経疾患の移行期医療の問題を解決したいという開業時の思いが自らの軸になっていたからだと思います。やはり自らのビジョンが明確でなければ軸がぶれてしまい、医師が得意とする診療以外の経営に関する業務を一人で頑張り続けるのは難しいものです。自分の特技を活かしてやりやすい方法を探り、診療以外のスタッフ教育やバックオフィス業務なども楽しむことができれば、開業という形で自らの目指す医療を追求できるのだと思います。もちろんそれができたのは、公私にわたる周囲の人たちの多大なる理解と協力、温かい支援があったたからこそです。

今後も皆さんの協力を得ながら、医師として、子どもを育てる一人の親として、より良い社会の実現に向け、いっそう邁進していきたいと思います。

最後に、日頃医療連携でお世話になっている医療機関の皆さんにこの場を借りて感謝を申し上げます。また、私の突飛な思いつきに文句の一つも言うことなく、私の理想とする患者に寄りそう医療を日々実践し続けてくれている法人のスタッフ、私の心身を支えてくれている妻と子どもたち、いつも急な保育園からの呼び出しや急病のときなどに子どもたちの面倒を見てくれている私と妻の両親、そしてなによりも私を信頼して通院してくださっている患者とその家族の皆さんに、心からの敬意と感謝を捧げます。皆さんにとってより幸福な未来が実現していくことを心の底から願っています。

〈著者紹介〉

生田陽二（いくた ようじ）

広島県生まれ。早稲田中学・高等学校に在学中、祖母がパーキンソン病だということを知り医師を目指す。慶應義塾大学理工学部に進学するが、2カ月で退学し東京大学理科二類に入学。卒業後北海道大学医学部に編入学。そこで、診察所見から鑑別疾患を考え診断を導いていく「診断学」に触れ小児科医を志す。小児科研修中に先輩に連れられて参加した小児神経科医の集まりである蔵王セミナーで、とことん診断を追求する小児神経科医たちの姿勢に衝撃を受け、小児神経学をサブスペシャリティとすることを決意。

公立昭和病院小児科、東京都立小児総合医療センターでの勤務を経て、小児神経分野の成人移行問題解決の道を模索して開業を決意。2020年4月に東小金井小児神経・脳神経内科クリニックを開業した。クリニック開業後は医療の狭間に陥った患者中心の医療を実践し続け、2023年5月に医療法人社団かけはしを設立。医療従事者や患者、支援者に向けて小児神経疾患の移行期医療に関する情報発信を続けている。

本書についての
ご意見・ご感想はコチラ

小児期発症慢性疾患患者に寄りそう

希望の移行期医療

2023年9月14日　第1刷発行

著　者　　生田陽二
発行人　　久保田貴幸

発行元　　株式会社 幻冬舎メディアコンサルティング
〒151-0051　東京都渋谷区千駄ヶ谷4-9-7
電話　03-5411-6440（編集）

発売元　　株式会社 幻冬舎
〒151-0051　東京都渋谷区千駄ヶ谷4-9-7
電話　03-5411-6222（営業）

印刷・製本　中央精版印刷株式会社
装　丁　　村上次郎

検印廃止

Printed in Japan
ISBN 978-4-344-94719-1 C0047
幻冬舎メディアコンサルティングＨＰ
https://www.gentosha-mc.com/